COUP D'OEIL

SUR

LA MÉDECINE.

IMPRIMERIE DE H. FOURNIER,
rue de Seine, n. 14.

COUP D'OEIL

SUR

LA MÉDECINE,

ENVISAGÉE SOUS LE POINT DE VUE PHILOSOPHIQUE;

PAR

Théophile Edouard AUBER,

DOCTEUR MÉDECIN DE LA FACULTÉ DE PARIS.

Liberam profiteor medicinam, nec à novis, nec ab antiquis sum; utrosque, ubi veritatem colunt, sequor.

KLEIN, *interpres medicus.*

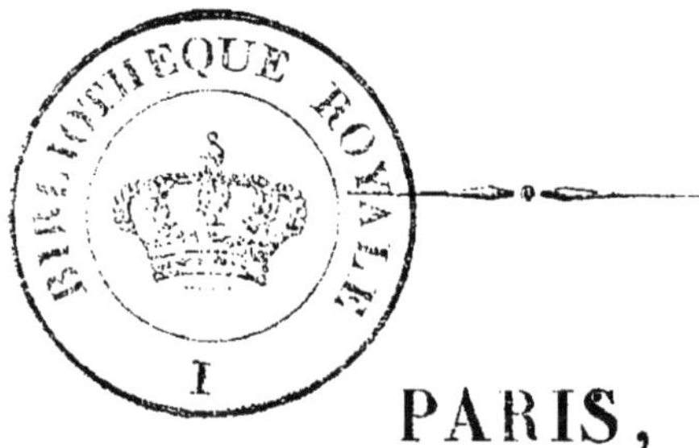

PARIS,

CHEZ LECOUVEY, LIBRAIRE,

RUE DE L'ÉCOLE DE MÉDECINE, 4.

1835.

A M. le Marquis

DE FALETANS,

CHEVALIER DE SAINT-LOUIS, DE LA LÉGION-D'HONNEUR

ET DE SAINT-GEORGE,

ANCIEN OFFICIER-SUPÉRIEUR DE CAVALERIE,

DIRECTEUR DES HARAS ROYAUX, EN RETRAITE.

En vous offrant, mon oncle, les prémices de mes études, je suis loin de m'abuser sur leur mérite, je crains même qu'elles ne soient indignes de vous; mais votre bonté pour moi vraiment toute paternelle, me rassure et me fait espérer que vous voudrez bien néanmoins en agréer l'hommage comme un gage de ma reconnaissance et de mon respectueux attachement.

AUBER.

AVERTISSEMENT.

L'amour de l'étude, le besoin de lier mes idées pour appuyer sur leur ensemble mes croyances médicales assez mal établies au sortir des bancs, et surtout le désir bien naturel de savoir, avant de me livrer à la pratique, à quoi m'en tenir positivement sur le fort et le faible d'une science en proie de nos jours aux divisions les plus fâcheuses; toutes ces considérations réunies m'ont inspiré l'ouvrage dont j'offre aujourd'hui un extrait seulement.

Dans le principe, je ne l'avais écrit que pour moi, pour moi seulement, pour l'acquit de ma conscience inquiète et justement effrayée du pouvoir que la Faculté venait de lui accorder, en lui confiant un diplôme; mais, depuis que cet ouvrage est achevé, le désir d'approcher de la Faculté m'a déterminé à m'inscrire pour un concours ouvert dans son sein pour l'agrégation en médecine; et placé le second sur la liste, je m'apprêtais à combattre quand des circonstances puissantes sont venues me forcer d'ajourner une lutte que j'appelais de tous mes vœux et pour laquelle j'avais consacré, pour ainsi dire, tous les momens de cinq années consécutives.

Dans cette occurrence, j'ai senti bientôt le vif désir de me justifier auprès de mes juges, et je cherchais les moyens d'y parvenir quand, entre mille, l'idée de mon ouvrage s'est représentée; c'est alors que j'ai pensé à en publier une partie, au lieu de la thèse que j'aurais dû présenter comme candidat à l'agrégation. Et sur-le-champ je me suis mis à mon nouveau travail avec une opiniâtreté dont je ne me croyais pas capable; aussi je suis parvenu, en fort peu de temps et à ma grande satisfaction, à rédiger l'extrait que je présente aujourd'hui et que je ferais peut-être encore mieux de tenir ignoré.

Quoi qu'il en soit, j'ai écrit sans prétentions et presque d'inspiration, préférant mille fois la clarté à l'élégance qui altère souvent la pensée, surtout quand elle est grave et sérieuse, et qu'on débute comme moi dans le monde littéraire. Heureux toutefois si, en considération de mes veilles et de mes efforts, on veut bien m'accorder quelque indulgence, j'exprime ici toute ma pensée, en déclarant que je n'ambitionne aujourd'hui d'autre faveur que celle de prouver à mes juges, aux hommes éclairés en médecine et aux personnes qui me portent quelque intérêt, que j'étais digne peut-être d'un meilleur sort, et surtout, que je ne m'étais point inscrit aussi légèrement que pourraient le croire certains critiques oiseux qu'on ne verra jamais sur le terrain mouvant des concours.

COUP D'OEIL

SUR

LA MÉDECINE.

> Omnes scientiæ quâdam cognatione
> inter se continentur.
>
> *Cicero.*

La première condition pour étudier convenablement une science, c'est d'y croire; car celui qui ne croit rien ne peut rien dans les sciences comme en tout; la deuxième, c'est d'y croire sur des motifs plausibles et suffisans.

Voici donc nos premières questions naturellement posées : 1° qu'est-ce que la médecine? 2° existe-t-il vraiment une science médicale? 3° quelles sont les preuves de son existence?

La médecine est la science de l'homme considéré au physique et au moral, dans l'état de santé et dans l'état de maladie; son domaine est immense et ses difficultés sont extrêmes;

aussi Thalès, un des philosophes les plus anciens de la Grèce, et le premier qui mérita le glorieux titre de sage, fut tellement persuadé qu'il n'y avait point au monde d'étude aussi difficile que celle de l'homme, qu'il fit graver sur une lame d'or cette belle maxime qui fut consacrée plus tard dans le temple d'Apollon : *Homme, connais-toi toi-même.*

L'existence de la médecine est incontestable, car, pour que la médecine n'existât pas, il faudrait que le nuisible et l'utile fussent identiques ou confondus, ce qui n'est pas; et d'ailleurs s'il est prouvé qu'il y a, dans la nature, des agens capables de modifier l'économie en bien ou en mal; s'il est prouvé que l'économie, une fois modifiée en mal, peut être soulagée ou rendue à son premier état par de nouveaux agens administrés à propos, ou par des moyens sagement combinés; s'il est incontestable, enfin, que l'instinct et les appétits dirigent souvent la volonté, et que la nature sait d'elle-même triompher de mille incommodités; il n'est pas moins incontestable, ce me semble, qu'une réunion d'hommes animés du même esprit, travaillant sur le même plan, sans cesse occupés à saisir toutes les vérités de détail, attentifs surtout à observer la nature et à la prendre sur le fait pour l'imiter au besoin, n'ait pu former à la longue un ensemble dogmatique, un corps de science autrement dit, en réunissant leurs observations péniblement acquises, et en coordonnant sagement, au fur et à mesure, les principes légitimement déduits de tous les faits réunis et judicieusement apposés: c'est précisément ce qu'ont fait les dignes successeurs d'Hippocrate, car c'est à lui qu'il faut remonter pour trouver la véritable origine de notre belle science.

Faire de la médecine, soyons-en bien convaincus, ce n'est pas viser à l'extraordinaire ou à l'impossible, comme se l'imaginent quelques gens du monde, et ceux qui se croient médecins parce qu'ils savent un peu de médecine. Faire de la médecine, c'est purement et simplement prévenir le mal quand il en est temps encore, c'est l'adoucir quand il existe, c'est le combattre enfin, en faisant naître des circonstances favorables à la guérison que la nature seule sait opérer quand elle est aidée ou respectée, et qu'elle abandonne au contraire presque toujours quand on la dérange, quand on la violente.

Un homme instruit obtient presque toujours ces résultats bien simples en apparence, et pourtant assez rares aujourd'hui qu'il est de mode, je dirais volontiers de rigueur, de se précipiter sur toutes les affections, comme on le ferait dans une arène sur un animal rugissant.

Toutefois le médecin n'est pas toujours réduit au rôle d'expectateur docile, en général fort peu goûté, si ce n'est par les gens qui pensent fortement et qui ont un sens droit; il est des circonstances dans lesquelles il agit, dans lesquelles il doit même agir très activement et promptement, car ici les instans sont précieux, et il n'y a point un moment à perdre si l'on veut guérir. Vérité terrible, mais appuyée sur un trop grand nombre de malheurs pour qu'elle ne réveille pas l'attention et le zèle de ceux qui attendent trop de la puissance de la nature. En tête de ces affections qu'il faut attaquer sur-le-champ, je citerai le croup, les fièvres intermittentes et l'apoplexie.

Mais à côté de ces affections promptement mortelles et qu'il faut combattre sans délai, combien n'en voit-on pas tous les jours qui rentreraient par leurs progrès naturels, dans la classe des indispositions légères qui s'usent et se dissipent d'elles-mêmes par les mouvemens de la vie, si, par des remèdes imprudemment administrés, on ne traversait sans cesse les opérations salutaires de la nature?

Voyons maintenant si la médecine mérite vraiment le titre de science? On entend par science un ensemble de principes établis sur l'observation, consacrés par l'expérience, liés enfin et coordonnés dans l'entendement par une idée de force que l'on admet pour les expliquer, et que l'on nomme cause; cause qui, une fois reconnue, permet de prévoir et de calculer les résultats nécessaires, puisqu'elle constitue définitivement la science, dont le propre est de faire connaître les causes d'abord et ensuite les rapports des causes avec les effets. De plus, pour qu'une science soit vraie ou naturelle, il faut absolument qu'elle prenne son type dans l'essence même de l'objet qu'elle représente; car c'est ce type qu'on nomme génie ou esprit de la science, et c'est lui qui sert à la caractériser une et indépendante.

Maintenant si je me reporte vers la médecine, je trouve qu'elle réunit incontestablement toutes ces conditions d'existence, puisqu'elle est basée sur l'observation, sur l'expérience et sur le raisonnement, et que tous ses principes se rapportent à un lien commun, à une cause de premier ordre, en un mot, à la force vitale; elle a aussi son esprit particulier : en effet, comment la science dont l'objet est de représenter l'homme sain et malade, n'aurait-elle pas son génie propre, quand la vie organisée qu'elle représente, quand la sensibilité sur laquelle

elle s'appuie, se distinguent elles-mêmes de toutes les choses connues, par des différences infiniment variées.

On m'objectera peut-être que l'admission de la force vitale est un rêve, une abstraction hardie, et rien de plus; je n'ai qu'une chose à répondre, c'est que personne ne conteste l'existence des forces électriques et magnétiques, bien que l'existence de ces causes ne soit pas mieux prouvée que celle de la force vitale formulée si largement par Hippocrate vingt siècles avant qu'on ne songeât à faire l'application directe de cette idée de force à la physique générale qui trouva enfin son Hippocrate dans la personne de Newton.

D'ailleurs, quand ces forces n'existeraient pas exactement telles qu'on les a conçues, les lois que l'on a déduites des phénomènes qu'on a cru pouvoir y rattacher n'en seraient pas moins positives, réelles et incontestables.

Je dirai plus, c'est que, rigoureusement parlant, l'homme n'a pas besoin pour faire quelque chose d'utile, d'aller au-delà de la connaissance des résultats, car l'observation des faits est son partage et elle doit rigoureusement lui suffire; ainsi, le physicien qui dresse un paratonnerre sur un édifice élevé, n'a pas besoin pour arriver à son but, de connaître l'essence de la force qui enchaîne les foudres. L'hirondelle qui fuit nos climats tous les automnes pour revenir au printems suivant, plus gaie et plus gentille, n'a pas besoin, pour s'élancer vers nous ou pour fixer l'époque de ses voyages, de savoir quelle cause nous amène les saisons; donc, je puis soutenir par la même raïson que celui qui chercherait à renverser l'édifice médical en objectant (en supposant même que ce fût vrai) que la médecine ne peut rien parce qu'elle ne connaît ni les ressorts secrets de la vie, ni la force qui les unit, échouerait incontestablement au tribunal du sens commun, autrement dit de cette partie de jugement suffisante pour reconnaître une vérité et savoir la distinguer à propos d'une absurdité, attendu qu'en faisant suivre à notre sceptique le fil de ses raisonnemens, il arriverait incontestablement, pourvu qu'il fût conséquent, et je le suppose, au point de nier par les mêmes motifs les choses même les mieux établies, et qu'alors, en tombant dans un scepticisme aussi absurde, il se montrerait aux yeux de tout le monde comme le plus fou ou le plus sot des hommes.

La médecine a pour caractère quelques règles et beaucoup d'exceptions; elle est mobile, en un mot, comme la vie qui l'alimente; elle a pour domaine toutes les connaissances humaines, et pour but de conserver ou de rétablir la santé, mais elle se recommande encore à nos yeux en sa qualité d'art, car elle nous dirige dans la pratique en nous donnant des règles pour arriver au but. Néanmoins les faits dont elle se compose ne peuvent pas toujours être soumis à un calcul rigoureux; souvent même ils ne sont susceptibles que d'approximations plus ou moins exactes ; mais c'est encore le propre du sage de savoir s'en contenter, d'autant plus que la médecine a cela de commun avec plusieurs autres sciences, avec la religion, la politique et la législation, réduites bien souvent comme elle à rendre seulement difficiles ou lents les effets nécessaires.

L'agriculteur qui ensemence son champ, le médecin qui ordonne un médicament, le législateur qui porte une loi, se trouvent tous les trois à peu près sur le même terrain ; ils n'ont, comme disait Berard, que des certitudes de probabilité; car mille accidens au-dessus des prévisions humaines peuvent étouffer le résultat que chacun d'eux se propose, et c'est ce qui arrive souvent; ainsi se trouve justifié cet adage bien vieux, mais fidèle : l'homme propose et Dieu dispose.

Néanmoins, plus heureuse dans quelques circonstances, on voit parfois la médecine s'interposer entre la vie et la mort avec un avantage réel, et arracher ainsi à la tombe, déjà prête à se renfermer sur elles, des victimes condamnées et à-demi sacrifiées. Ces faits se présentent tous les jours à ceux qui pénètrent, par curiosité ou par devoir, dans les asiles destinés à recevoir trop souvent les derniers momens du pauvre.

Enfin, quand la médecine expire impuissante en présence d'une force qui moissonne et détruit jusqu'au plus bel ouvrage des dieux, il lui reste encore une noble ressource, c'est de consoler; c'est ainsi qu'on la voit tous les jours encore porter dans les ames la paix, l'espérance et la consolation, quand elle ne sait plus donner que cela.

Mais comment se fait-il que la médecine, qui est vraiment, selon l'expression forte de Stahl, une science autocrate et autonome, ait eu tant de luttes à soutenir dans tous les temps et dans tous les âges pour conserver cette indépendance légitime, sans cesse attaquée et trop souvent envahie par les sciences étrangères? Comment se fait-il, en un mot, que la médecine se soit montrée tour à tour empirique, métaphysique, philosophique, astrologique, éclectique, physique, chimique, mathématique, anatomique, physiologique? La raison en est bien simple; c'est que la médecine, qui a pour objet de nous éclairer sur la nature de l'homme sain ou malade, a toujours été forcée, pour satisfaire avec honneur à tous ses engagemens, de faire continuellement un appel à toutes les sciences, et que, par une fatalité déplorable, elle a tour à tour subi l'empire de chacune d'elles.

Songez qu'il y a dans le corps vivant de la chimie, de la physique, des axes, des leviers, autrement dit de la mécanique, qu'il y a aussi des phénomènes moraux, affectifs et intellectuels; qu'il est par conséquent assez facile avec un peu d'esprit de faire ressortir et prédominer même telle ou telle science dont l'intervention n'est réellement qu'un accessoire dans l'édifice médical; les systématiques se chargent ordinairement de cette tâche : toujours prompts dans leurs déterminations, ils lancent sans façon au jour l'idole qu'ils ont rêvé : car ils croient en général avoir tout fait quand ils ont donné à leur nouveau-né une escorte assez forte de prôneurs et de gens intéressés pour lui faire courir le monde et la bonne aventure.

Je sais qu'on rencontre encore dans le monde, même parmi les médecins, des gens qui ne croient pas à la médecine et qui trouvent même un certain plaisir à la calomnier quand l'occasion s'en présente; qu'ils y prennent bien garde, car ici l'incrédulité est toujours le voile de l'ignorance et de la sottise. On pourrait sans doute répéter à ces médecins ce qu'Hippocrate disait aux incrédules de son temps: Celui qui exige de l'art ce qui n'est point du ressort de l'art, ou de la nature ce qui passe les forces et les habitudes de la nature, est un sot ou un ignorant, ou, pour mieux dire, il est plus fou qu'ignorant; mais, convaincu pour mon compte que tous les reproches qu'on adresse à la médecine n'atteignent que la *portion* malade des médecins; persuadé même que les déclamations des critiques n'aboutissent en dernière analyse qu'à faire distinguer les vrais médecins de ceux qui ne le sont pas, au lieu de me répandre en reproches, je vais signaler la source du mal.

Si la médecine, jadis si révérée et si digne de l'être, rencontre aujourd'hui, comme au temps de Pline, de Pétrarque ou de Montaigne, des gens tout prêts à la flétrir ou à la rabaisser, la faute en est surtout à ceux qui sont admis à fréquenter ou à desservir ses autels. Ainsi, d'un côté, ce sont des hommes à peine initiés aux mystères de la vie qui plaisantent sur la science qu'ils ont embrassée sans trop savoir pourquoi; de l'autre, ce sont des professeurs ou des médecins encore, entourés de considération comme savans, hommes à la mode peut-être, ou hommes d'esprit, qui rabaissent par des *mais* perfides ou par des mots équivoques l'importance incontestable de la religion médicale qui, cependant, les fait vivre ; mais il y a encore pour la médecine d'autres causes de souffrance plus fâcheuses que celles-là ; la plus triste de toutes, c'est qu'il n'y a réellement pas de ralliement entre les médecins. Ainsi, on voit tous les jours des hommes également recommandables différer tellement de principes qu'il est impossible que la bonne foi des témoins éclairés ne soit pas justement ébranlée à ce triste spectacle.

Quant aux hommes étrangers à la médecine, la plupart de ceux qui se sont élevés contre elle sont revenus plus tard sur leur ouvrage. Témoins Montaigne et Rousseau ; on sait que le premier parcourut, dans l'espoir de se guérir de la gravelle, toutes les eaux minérales de France, d'Allemagne et d'Italie, et que Jean-Jacques écrivit un jour à Bernardin de Saint-Pierre : « Si je faisais une nouvelle édition de mes ouvrages, j'adoucirais ce que j'ai dit sur les médecins ; il n'y a pas d'état qui exige plus d'études que le leur : par tous pays ce sont les hommes les plus véritablement utiles et savans. »

On pourrait multiplier les exemples à l'infini, mais à quoi bon ; nous nous contenterons de rapporter un mot de M. Richerand au sujet de tous ces aristarques : Du moment, dit-il, qu'il s'agit de sa maladie et de l'effet des remèdes, notre sceptique devient le plus crédule des hommes ou la plus ridicule des femmelettes.

Ce qui fait que les médecins sont en général moins éclairés aujourd'hui et moins instruits qu'autrefois dans la science et dans l'art, c'est qu'on ne voyage plus, c'est qu'on apprend la médecine dans un seul code, et qu'on se livre à la pratique immédiatement après avoir été reçu docteur, bien qu'on n'ait pu acquérir par le fait qu'un peu de méthode, et de la méthode seulement pendant les quatre années ordonnées à la médecine, de par la loi, la faculté et les familles.

Mais aussi, pourquoi les voyages si fréquens autrefois chez ceux qui embrassaient la carrière des lettres, des sciences et de la philosophie, sont-ils aujourd'hui si négligés, en France surtout? Pourquoi les élèves qui ont été reçus docteurs dans une faculté ne consacrent-ils pas encore quelques années à visiter les autres universités célèbres pour puiser à l'école des grands maîtres de tous les pays les connaissances répandues dans tous les climats? Pourquoi? Parce la médecine n'est plus un sacerdoce, attendu que les systématiques, en la réduisant à leur hauteur, l'ont redescendue dans l'opinion au niveau des états les plus ordinaires, et qu'on se jette dans cette carrière comme s'il ne s'agissait que d'aller se promener dans un hôpital et d'y suivre la file, d'interroger des lambeaux ou de vendre des ordonnances.

Ces changemens dont les conséquences sont bien funestes au genre humain tiennent peut-être aussi au discrédit dans lequel est tombée la langue latine qui, jadis parlée avec tant d'éloquence par les professeurs de tous les pays, faisait vraiment du monde savant une seule et grande nation. Quoi qu'il en soit, on vit aujourd'hui au jour le jour; on étudie la médecine dans les dictionnaires; les manuels ont remplacé les ouvrages originaux, et on parcourt les bals publics et les cafés comme on parcourait jadis les universités.

Disons-le bien, ce n'est point dans un seul ouvrage, ni à la clinique d'un seul maître, qu'on peut étudier la science médicale et devenir médecin, d'abord, parce qu'en fait d'ouvrages fondamentaux, il n'y en a pas et qu'il ne saurait même y en avoir de complets; ensuite, parce que la médecine, dont les vues sont si étendues et les objets si variés, exige de la part de ceux qui se dévouent à l'enseignement, tant de soins, tant de sacrifices et de travaux, et tant de qualités d'esprit différentes et opposées, qu'elle ne peut vraiment être enseignée que par un corps de médecins qui s'en distribuent toutes les parties dans un plan judicieusement ordonné. C'est dire qu'il n'y a qu'une école qui puisse enseigner convenablement la médecine : oui, mais il faut que tous les membres de cette école soient animés du même esprit, travaillent sans cesse sur le même plan, reconnaissent et admettent les mêmes principes, partent enfin du même point et reviennent toujours au même but, sans quoi cette école, quelle que fût d'ailleurs la célébrité de ses membres considérés individuellement, serait évidemment une tour de Babel pour la confusion des langues, et, passez-moi l'expression, une boîte plus dangereuse que celle de Pandore, pour tous les maux qu'elle enfanterait.

Convenons donc qu'il y a pour une école des conditions d'existence ; ces conditions, les voici : unité de principes, unité de lois, unité d'applications, en un mot, unité de système, unité de doctrine, unité d'enseignement. Voyez maintenant si nos écoles présentent aujourd'hui cet accord harmonieux, le seul capable de donner de l'éclat et de la force à un corps enseignant.

La médecine est contemporaine de tous les âges et elle peut, à juste titre, se glorifier de sa noble origine, car elle est sortie avec les besoins des peuples de la fécondité même, de l'observation sollicitée et soutenue par le sentiment le plus généreux et le plus vif que la nature ait jamais gravé dans le cœur de l'homme, par le sentiment de l'humanité.

Toutefois elle ne prit vraiment le rang qu'elle occupe aujourd'hui parmi les sciences qu'au siècle brillant de Périclès et de Socrate, et sous la main puissante d'Hippocrate; jusque-là, desservie tour à tour par les philosophes et par les prêtres, elle renfermait peut-être quelques vérités communes et isolées, mais elle ne constituait pas, à proprement parler, un corps de science, car les faits épars qui la composaient ne se rattachaient à aucun principe général.

Du reste, il n'est point surprenant que les prêtres aient été partout les premiers médecins, d'abord parce qu'il est de fait qu'ils ont toujours été, et partout, de vrais philosophes et des hommes profondément instruits; ensuite, parce que, dans un âge où tous les peuples vivaient dans le tremblement et l'effroi par suite des premières convulsions qui signalèrent l'enfance du Globe, et qu'on ne manqua pas d'attribuer à la colère ou à la vengeance des dieux, il était tout simple qu'on eût recours à l'intercession des prêtres qui ont toujours été regardés sur la terre comme les ministres nés du cabinet des cieux.

Quand Hippocrate parut, les doctrines de Pythagore et d'Héraclite se partageaient l'empire de la philosophie : comprimée, étouffée par elles, la médecine se dessinait à peine sous des formes encore en ébauche; Hippocrate la prit sous sa protection et dirigea depuis son enfance.

Cultivé de jeune âge par les maîtres les plus célèbres dans tous les genres, doué au plus haut degré du génie de l'observation, Hippocrate sentit le besoin d'élever la médecine à la hauteur scientifique ; en conséquence, il rassembla tout ce qu'il avait puisé d'idées fortes et fécondes aux doctes leçons des philosophes auxquels il s'était attaché pendant son séjour dans les villes illustres de la Grèce et de l'Asie mineure; il les combina avec ses idées particulières : car il était riche aussi de son propre fond, et, sur ces matériaux, il éleva bientôt un édifice que vingt siècles d'orages n'ont point encore ébranlé. Il s'appliqua d'abord à observer les phénomènes de la vie générale, à reconnaître aussi en vertu de quelle force ils s'accomplissaient ; puis, faisant à la science de l'homme l'application de ces connaissances générales, il signala sous le nom de puissance vitale la force qui enchaîne et domine toutes les évolutions de la vie.

Il prit pour bases l'observation, l'analogie et le raisonnement; il fit des emprunts à toutes les sciences, mais en respectant l'esprit de chacune et en s'efforçant surtout de faire ressortir le génie de la sienne.

Enfin, après avoir séparé la médecine de la philosophie, après avoir assigné à chacune d'elles leur part légitime, il transporta, comme il le dit lui-même, ces deux sciences l'une dans l'autre, en les unissant judicieusement par leurs inséparables relations.

Son système, le seul naturel, s'est enrichi et fortifié depuis, à mesure que les autres sciences se sont elles-mêmes perfectionnées; mais il n'a jamais varié quant à ses principes fondamentaux, car il n'appartient ni à une secte, ni à un âge, ni aux siècles réunis, de les attaquer et de les ruiner : ce n'est pas qu'on n'ait tenté bien des fois de le faire; mais ce système est toujours sorti pur des guerres insensées qu'on lui a livrées à outrance, parce qu'il repose sur le témoignage combiné de la raison et de l'expérience.

En émettant ces vérités que je pourrais appuyer de l'autorité des hommes les plus remarquables, je suis loin de soutenir que l'édifice établi par le père de la médecine ne puisse être retouché sur quelques points, amelioré sous d'autres, perfectionné dans son ensemble. C'est son principe seulement que je défends; c'est l'esprit qui le lie, c'est le génie qui le domine qui excitent tout mon enthousiasme, et que je proclame inviolables et vrais, car en médecine, comme dans toutes les autres sciences, comme partout, la vérité est une, indivisible et intolérante, comme toutes les idées fortes.

Si la médecine existe, et c'est incontestable, il est certain qu'elle doit être la même pour tous ceux qui la professent : car il n'y a de vrai que ce qui est généralement considéré comme tel par le monde compétent, une vérité n'étant d'abord qu'une hypothèse consacrée plus tard par l'observation, mais alors inébranlable.

Pour nous, l'existence de la médecine est un fait sans réplique, et nous allons en peu de mots donner un aperçu de sa constitution, dans l'espoir d'abord d'être utile à quelques personnes, puis aussi avec l'arrière-pensée d'offrir les moyens de reconnaître les faux médecins, car nous n'hésitons pas à affirmer qu'on peut à coup sûr considérer comme tels tous ceux, quels que soient d'ailleurs leurs titres et leurs hochets, qui oseraient repousser l'esprit d'une doctrine qui a pris sa source dans la nature même, et qui a été formulée par Hippocrate, son plus digne et son plus fidèle interprète.

Embrassant par la pensée l'immensité des mondes, Hippocrate désigna sous le nom de nature la puissance qui anime et qui meut l'univers. Cette puissance, selon lui, renferme toutes les verités de détail, elle pénètre tout, elle anime tout : car toutes les autres facultés lui sont subordonnées; néanmoins chaque corps a sa nature; enfin le monde est son ouvrage, et elle est à la fois la matière et l'ouvrier.

Considérée chez les animaux, cette puissance leur suffit pour toutes choses. Elle sait d'elle-même tout ce qui leur est nécessaire, sans avoir besoin qu'on le lui enseigne et sans l'avoir appris de personne; elle attire, retient, prépare ce qui est convenable à chaque espèce, altère, sépare, rejette ce qui lui est nuisible ou superflu.

Dans son livre *de Insomniis*, Hippocrate dit formellement que l'esprit gouverne sa propre maison.

Ψυχὴ διοικεῖ τὸν ἑαυτῆς οἶκον.

Puis, après être remonté des effets aux causes, Hippocrate jeta les premières bases de la science en exprimant le grand fait de la vie par l'hypothèse non moins féconde de la force vitale.

L'admission de cette force sur l'existence de laquelle il ne varie jamais dans ses écrits est sans contredit le point le plus important et le plus lumineux de sa doctrine.

Dans l'état de santé, c'est cette force qui soutient l'organisation; dans l'état de maladie, c'est cette même force qui devient médicatrice. Voilà sans doute pourquoi, soit dit en passant, les malades guérissent non-seulement sans le médecin, mais bien souvent aussi malgré le médecin; voilà aussi pourquoi les animaux, qui n'obéissent en général qu'à leurs appétits, se guérissent par les moyens les plus simples en apparence, c'est que d'eux-mêmes ils tombent par instinct dans la médecine.

Etudier d'abord la nature des êtres qui nous entourent, et notre propre nature; n'agir jamais que dans le cas où les forces de la nature sont insuffisantes pour terminer la maladie, ou dans ceux où la nature du mal ou le caractère délétère de la cause morbifique menacent de paralyser les ressources de la nature; compter plus sur les ressources de la nature que sur celles de l'art; respecter religieusement les mouvemens critiques; n'admettre aucun médicament sans une indication positive; tels sont en peu de mots les principes du père de la médecine: Il veut qu'on sache d'abord comment une affection livrée à elle-même se conduit dans telle ou telle circonstance; *comment* la nature opère dans telle autre pour amener la guérison; il veut surtout qu'on connaisse le tempérament et le genre de réaction de son malade avant de tenter sa guérison et de le passer inhumainement par les remèdes; il veut, en un mot, que l'homme de l'art ne fasse que provoquer, seconder ou imiter les efforts de la nature, et qu'il n'agisse vigoureusement que sur des indications bien établies. *Optima medicina interdum est médicinam non facere.* Mais laissons parler l'éloquent Boërhaave.

« Soit qu'Hippocrate ranime les restes d'une « vie qui s'éteint, soit qu'il tempère les fureurs « d'une nature qui court à sa perte, il choisit « des remèdes en petit nombre, mais certains, « communs, mais appropriés au mal. Négligeant « les causes cachées pour s'en tenir aux causes « évidentes, il préfère ce qui est constant et « avéré à ce qui est douteux; attentif à la marche « des maladies, à leur cours lent et rapide, aux « jours lucides ou orageux; prompt à modérer « ou à seconder les mouvemens de la matière « morbifique, à diriger les crudités, à les « suivre, lorsqu'elles sont élaborées dans les

« routes indiquées par la maladie même, il les « pousse vers les organes excréteurs, il en « provoque l'évacuation. Imitateur de la na« ture, lui prêtant du secours et ne la troublant « jamais par de téméraires entreprises, ses heu« reux efforts ramènent la santé, et la mort « n'est jamais son ouvrage. »

Pour moi, je le dis avec une conviction profonde, hors du vitalisme, hors de la doctrine franche, positive et philosophique, tracée par Hippocrate, il n'y a pas de viabilité, d'existence même honorable, pour la médecine; j'en appelle aux vrais philosophes et je m'appuie sur cette vérité profonde qu'une doctrine ne saurait être vraie qu'autant qu'elle prend son type, son esprit, son génie, dans la nature même de l'objet qu'elle représente; vérité précieuse, utile surtout à signaler aujourd'hui, que plus que jamais l'anatomie pathologique s'avance comme un drap funèbre, comme un drap de mort, sur la médecine philosophique qu'elle enveloppera bientôt, si on n'y met bon ordre.

Soyons-en bien convaincus, les anciens qui ont consacré le vitalisme étaient plus éclairés que nous, dans la science médicale comme dans beaucoup d'autres, parce qu'ils savaient interroger le passé et user à propos des traditions de leurs aïeux; mais aujourd'hui le passé n'a plus d'autorité: on raisonne au jour le jour; les jeunes médecins le dédaignent et le calomnient, les vieux praticiens le louent et le regrettent; mais tous, en dernière analyse, le repoussent également, puisqu'ils renoncent par le fait à le consulter.

Dé peur que vous ne voyiez de l'exagération dans mes paroles, consultez Berard ; il vous dira qu'en médecine les perfectionnemens sont graduels et demandent du temps; qu'ils ne peuvent par conséquent résulter que d'un ensemble de travaux dirigés dans un même but, et sous l'inspiration des mêmes principes. « Si « l'école de Cos, dit-il, s'est élevée à un si haut « degré de splendeur, si elle a fondé le monu- « ment d'observation le plus laborieux, le plus « beau, qui ait jamais existé en médecine, et « même dans aucune science, il est facile de « voir que la cause de ce phénomène glorieux « se trouve dans cette circonstance unique, « que dix-sept générations, étroitement unies « par les liens de la famille, du sacerdoce, de « l'intérêt et de la doctrine, ont travaillé sur le « même plan ce magnifique édifice qui n'aurait « jamais pu être le résultat des travaux les plus « assidus d'individus isolés.

Mais c'est en vain que je voudrais ne parler que de la médecine, car le problème de la vie n'est point susceptible d'une solution isolée, et c'est sur la vie, sur la vie seulement, que repose et s'appuie toute la médecine.

Toutefois, quand je parle de la vie, quand je songe surtout à l'étudier, ce n'est pas sur l'homme seulement que je fixe mes regards, c'est sur l'univers tout entier, sur la vie générale enfin qui embrasse l'ensemble de toutes les existences, et qui se révèle sans cesse aux philosophes à travers le voile épais de la matière qui la dérobe aux yeux de la multitude. En suivant fidèlement cette voie, malgré les écueils nombreux et les obstacles dont elle est naturellement semée, nous avancerons d'un pas ferme et assuré sur le domaine de la science, nous arriverons même tôt ou tard au but que nous nous proposons, tandis que de toute autre manière, confondus sans espoir dans les rangs bruyans de la médiocrité qui ne vit en général que de souvenirs imparfaits, que de mesquines études, nous reculerions incontestablement ou nous n'avancerions que d'un pas.

CONTEMPLATION DE L'UNIVERS.

Amicus Plato, sed magis amica veritas.

Galien.

Ce qui nous frappe, quand, poussés par une noble curiosité, nous contemplons avec intérêt le vaste spectacle de l'univers, c'est la variété et la richesse de la matière qui la compose ; ce qui nous étonne, c'est le mouvement dont chacun de ces corps matériels semble animé ; ce qui nous confond, c'est la révélation d'une force éternellement active qui enchaîne et coordonne tous ces mouvemens sans déroger jamais aux lois d'une harmonie constante et admirable C'est donc sur la valeur relative de ces trois idées fondamentales, matière, mouvement, force, que roulent incessamment les méditations des philosophes et qu'elles s'appuient réellement.

Voici le tableau que je me forme de l'univers en rassemblant et en combinant les idées qui se sont conservées pures dans ma mémoire après la lecture des auteurs les plus illustres de l'antiquité, entre autres, de Démocrite, d'Épicure et de Thalès.

Tous les corps de la nature sont pénétrés de vie, mais tous ne la possèdent pas du même genre et au même degré; car il y a autant de différence entre la vie d'une étoile et celle d'un rocher, qu'il y en a entre la vie d'un ver ou d'un champignon et celle de l'homme, qui occupe le plus haut degré de l'échelle parmi les êtres organisés.

Tous les corps portent avec eux et en eux leur matière et leur force matérielle. Aussi : *tangere enim et tangi, nisi corpus, nulla potest res* (Épicure). Néanmoins dans le délire de sa métaphysique, l'homme a poussé l'exagération jusqu'à imaginer une cause purement immatérielle pour expliquer ce qu'il ne connaît pas, sans s'inquiéter autrement d'en prouver la réalité.

Pour nous, persuadé que la nature est plus simple que nos idées, et qu'il est plus facile de la voir telle qu'elle est que de la rencontrer telle qu'on nous la représente, nous n'imiterons pas ces auteurs timides et incertains qui ont pour principe et pour habitude de mêler perpétuellement aux opérations de la nature leurs préjugés particuliers d'abord, puis les abstractions de leur esprit et les produits illusoires de leur imagination; nous n'irons pas chercher au loin dans les ténèbres un être immatériel dont rien n'atteste l'existence; mais nous interrogerons la nature avec persévérance, et c'est à sa sagesse seulement que nous demanderons des leçons, des exemples et des preuves.

Tous les corps se font des débris les uns des autres, par conséquent ils ont un sujet commun, c'est ce sujet commun que j'appelle matière.

Tous les corps se succèdent et se renouvellent sans cesse, donc leur existence se lie à une action constante qui les pénètre et qui les anime, c'est cette action que je nomme force: elle marque souvent le terme au-delà duquel les plus beaux raisonnemens du monde expirent sans résistance en présence d'un dieu.

Mais je pense que ces expressions collectives, force et matière, nécessaires, indispensables même pour faire comprendre des idées conçues isolément, doivent disparaître après l'exposé pour faire place à la vérité qui nous représente l'univers, travaillant éternellement en lui-même et sur lui-même comme une puissance qui est à la fois ce qui a été, ce qui est, ce qui sera, qui est à la fois force et matière.

Quelque douteuse ou hardie que cette proposition puisse paraître, je la maintiens et je vais tâcher de l'appuyer sur quelques preuves.

Tous les corps, depuis le globule gazeux jusqu'aux masses stellaires, éprouvent tour à tour une série de transformations variées et nécessaires; or, comme je n'ai pas encore ouï dire sérieusement qu'il fallût aller chercher à Rome ou dans les codes mystérieux la solution d'un phénomène naturel, présent à tout, je tiens pour certain qu'il y a en tout temps et en tout lieu une force inhérente à la nature des corps et identifiée à leur existence, puisque, en tout temps et en tout lieu, chacun de ces corps manifeste sa vie par des phénomènes plus ou moins nombreux.

Tous les corps vibrent, transpirent, se décomposent et se renouvellent; donc tous les corps existent.

Le métal qui résonne quand on le frappe, les instrumens de musique dont le son s'échappe par expression quand on les touche, prouvent jusqu'à l'évidence que les corps les plus inertes en apparence mettent sans cesse en dissipation une partie d'eux-mêmes, car, dans les exemples que nous citons, le choc et le toucher ne font vraiment que favoriser, précipiter et rendre sensibles les mouvemens ordinaires d'expansion, comme l'a démontré M. Azaïs, qui est, sans contredit, le philosophe le plus profond de l'époque.

Dans le règne animal, examinez un ciron à

l'aide d'un microscope, et vous distinguerez bientôt en lui une tête, un corps, des appendices, des vaisseaux, du sang et des humeurs plus déliées, dans lesquelles l'œil inhabile abandonnera encore mille merveilles inconnues; plus vous l'examinerez, et plus vous resterez convaincu que cet atome vivant n'est pas moins admirable dans son organisation qu'un éléphant ou qu'une baleine, et qu'il a, comme les plus gros animaux, sa force et ses mouvemens. Eh bien! je vous le demande maintenant, supposerez-vous ici qu'une cause immatérielle descend à chaque instant du haut des cieux pour animer le ciron? non certes : vous direz qu'il vit par lui-même; donc vous vous rendrez directement à ma proposition; et d'ailleurs comment ce qui n'a ni forme, ni corps, ni substance, comment un immatériel enfin pourrait-il être contenu? je ne le comprends pas! J'aime mieux penser qu'on a pris souvent pour un immatériel ce qui n'est par le fait que la faculté des corps.

Il est certain qu'il se passe au sein même de tous les corps un travail moléculaire dont le but est, sans contredit, de les faire passer d'un état à un autre état : voilà un fait constant; je ne cherche pas néanmoins à l'expliquer, attendu que je n'ai pas envie d'écrire un roman; mais j'exprime le fait, parce qu'il est incontestable, et je maintiendrai ma proposition jusqu'à ce qu'une main forte ait tracé la ligne qui sépare l'extraordinaire de l'impossible. Ce travail moléculaire a pour effet immédiat de produire le mouvement qui est réellement le premier effet (parfois sensible) du changement d'état des corps, et ce mouvement intestin doit être lui-même considéré comme étant matériel, car il est entretenu par la substance dont il est émané, et dont il est réellement le produit à l'état d'extrême division, et, par conséquent, à l'état le plus actif.

On peut se faire une idée de notre opinion en réfléchissant au phénomène de l'explosion produite par la déflagration de la poudre à canon; on se convaincra que le phénomène est produit par le changement d'état des principes constituans de la poudre, qui, de solides qu'ils sont, passent brusquement à l'état de gaz, à la faveur de l'étincelle qui ne fait ici que donner un surcroît de forces aux causes naturelles et habituelles d'activité qui ont pour but d'amener la décomposition des corps.

Toutefois, en considérant le mouvement comme un effet, en cherchant à prouver qu'il est matériel, je ne prétends pas qu'il le soit comme du fer, je dis seulement qu'il est matériel, parce que des forces sans formes sont aussi impossibles pour moi que des formes sans corps, et je me fonde encore sur ce que je ne puis me faire l'idée d'un immatériel qu'en me le figurant tout-à-fait opposé à un corps matériel : or, en raisonnant ainsi, j'arrive malgré moi à trouver qu'un être immatériel doit être rigoureusement ce qui n'est pas, puisqu'un être matériel est pour tout le monde ce qui est, ce qui existe, ce qui a des formes en un mot, ce qu'on peut saisir, ce qu'on peut atteindre, ce qui peut toucher ou être touché.

Les corps les moins apparens et les plus déliés de l'univers sont les atomes gazeux, les plus volumineux et les plus apparens sont ces globes isolés qu'on nomme étoiles ou soleils. Semés confusément dans l'espace, ils brillent d'un or pur et éclatant, relevé par le fond bleu auquel ils sont attachés; aussi il est bien rare qu'on puisse les contempler long-temps sans tomber dans une douce rêverie et dans un désordre de pensées rempli de charmes.

Je ne sais si je me trompe, mais plus j'examine cette quantité innombrable d'étoiles, répandues à profusion dans l'immensité où elles brillent de l'éclat de mille feux divers, plus je pense aux tourbillons, aux constellations et à cette quantité prodigieuse de systèmes planétaires, et plus je trouve en vérité que chaque système planétaire, considéré à part et philosophiquement, représente à merveille une famille composée d'autant de membres qu'il y a de globes dans son ensemble, et voyez ce que c'est. J'arrive ainsi, en parcourant tous les étages, à retrouver partout, depuis les astres jusqu'aux fourmis, le type de cette vaste chaîne d'associations par famille.

En raison de la vie qui les pénètre et qui les anime, une étoile, une planète, un homme, peuvent être considérés comme des foyers d'expansion qui travaillent sans cesse à leur dissolution effective, mais qui sont réduits par la répression environnante des êtres matériels, semblables ou différens, qui aspirent au même état d'indépendance absolue, à n'effectuer, du moins pendant un certain temps, qu'une expansion relative.

Une partie de la dissolution de ces différens êtres est employée à assurer tous les mouvemens dont leur vie se compose; l'autre est versée à mesure qu'elle se forme dans le torrent universel pour les besoins de la vie générale.

La dissolution vitale ou magnétique des étoiles est forte et éclatante, c'est leur lumière; celle des planètes est plus faible et invisible, c'est leur calorique; celle des êtres organisés est plus subtile encore, c'est leur fluide nerveux;

mais ces différentes transpirations sont, à s'y bien prendre, de l'électricité à différens degrés, autrement dit, de la matière universelle à l'état d'expansion ardente.

Néanmoins comme c'est vraiment et seulement à cet état d'épanouissement extrême que les corps exercent toute leur influence, on a considéré leurs produits effectifs comme des principes d'action, et on en a fait autant de causes qu'il y a d'effets variés qui leur paraissent subordonnés ; de là les expressions d'attraction en astronomie, d'électricité en physique, d'affinité en chimie, d'irritabilité en physiologie, consacrées généralement aujourd'hui ; et partant les expressions de fluide électrique, de fluide vital, de fluide nerveux.

En réfléchissant à ces différentes distinctions, en réfléchissant surtout à la matérialité de ces différens produits, on arrivera peut-être insensiblement, et malgré soi, à comprendre le véritable sens de toutes mes propositions ; du reste je vais donner encore une dernière explication pour tâcher de les faire comprendre tout-à-fait.

Songez aux opérations les plus simples de la physique, de la chimie et du magnétisme animal, et vous vous convaincrez bientôt que tous les corps rendent raison d'eux-mêmes, que leur force est en eux, et que toutes les manipulations des hommes n'ont pour résultat en dernière analyse que de favoriser leur action, de la précipiter ou de la ralentir.

Le physicien qui, par le frottement de deux corps de nature différente, parvient à charger une machine électrique d'une matière invisible, quoique foudroyante ; le chimiste qui, en aiguisant un véhicule avec un acide, finit par obtenir une dissolution saline; le disciple de Mesmer qui, par des passes sagement combinées, arrête à l'instant même les convulsions d'un sujet éminemment nerveux, n'agissent réellement tous les trois que sur la matière active des corps. Les deux premiers, en amenant, en accumulant cette matière sur un seul point, favorisent et précipitent la dissolution de la substance dont elle émane. Le dernier, au contraire, par des moyens également éprouvés, rétablit l'équilibre des mouvemens et l'harmonie de l'ensemble, en rétablissant l'équilibre de la circulation du *fluide vital* qui règle tous les actes de l'économie.

Mes propositions auront encore plus de force, si, après avoir médité un instant sur les phénomènes de l'aimantation naturelle, on veut faire l'application de la théorie qui les explique à la question qui nous occupe.

Par toutes ces considérations nous sommes naturellement amenés à reconnaître que la matière est partout identique, et rien n'est plus facile que de le prouver, soit qu'on la considère dans les substances les plus composées, soit qu'on l'examine dans les substances les plus simples; car partout on voit, d'un côté les matières les plus compactes, les plus serrées, et les plus indestructibles en apparence, se résoudre en principes subtils et donner naissance aux corps les plus déliés, de l'autre, les corps les plus subtils et les plus déliés former, en se ramassant sur eux-mêmes, les matières les plus denses et les plus compactes; car il n'est pas jusqu'à ces espaces, que nous nommons le vide, qui ne puissent, en se condensant à leur tour, centupler la multitude des corps apparens et matériels pour tout le monde, sans que l'univers, en changeant ainsi de forme et d'apparence, change pour cela de nature et de force.

Prenez le diamant le plus remarquable par sa dureté et par la pureté de son eau, il est pesant et compact, matériel enfin, pour me servir de votre expression. Eh bien, soumettez-le à l'action du feu d'une lentille, et bientôt cette matière si dense disparaîtra à vos yeux sans produire de fumée, sans laisser après elle ni cendre ni résidu.

Voulez-vous au contraire créer à plaisir les corps les plus durs avec les corps les plus déliés, introduisez dans des flacons d'un verre épais une certaine quantité d'eau distillée, de façon que les deux tiers des flacons soient remplis d'air atmosphérique, fermez ensuite les flacons, bouchez-les hermétiquement et entourez encore leurs bouchons d'un bon mastic; puis enfermez-les à demi dans une couche de fumier bien chaud que voûs aurez soin de renouveler: pour peu que la température se maintienne élevée pendant un certain temps, vous obtiendrez, au bout de quelques jours, des dépôts terreux, des morceaux même de matière compacte, et vous vous apercevrez en même temps que la quantité d'eau que vous aviez enfermée est, sinon disparue entièrement, du moins infiniment diminuée.

Je le demande maintenant, irons-nous chercher ailleurs que dans les substances que nous avons employées la force essentiellement active qui a présidé à toutes les métamorphoses favorisées? non, car cette force est partout, et c'est en ce sens qu'on a dit avec raison : Tout est dans tout.

DE L'HOMME.

> La seule admission du fluide nerveux doit suffire pour établir la possibilité de se rendre compte de tous les phénomènes de la vie physique.
>
> (*Cuvier*, Règne animal, t. I, p. 35).

Deux sciences spéciales, l'anatomie et la physiologie, ont pour but de nous initier aux mystères de la vie humaine.

L'anatomie, la première livrée à l'enthousiasme de nos belles années, nous fait connaître la structure des organes et leurs rapports; la physiologie, qui vient ensuite, nous instruit sur le jeu naturel des fonctions qui résultent du concours d'action de ces mêmes organes; mais si la philosophie ne venait plus tard animer ces deux sciences et leur assigner leurs limites naturelles, elles ne seraient rien ou presque rien; car le grand fait de la vie doit être étudié à la vérité dans les organes, mais non pas seulement dans les organes : c'est ce qui a fait dire à Buffon : « Les ressorts de notre or« ganisation ne sont pas ces muscles, ces artères, « ces veines, que l'on décrit avec tant d'exacti« tude et de soins; il réside des forces intérieures

« dans les corps organisés qui ne suivent pas du « tout les lois de la mécanique grossière qu'on « a imaginée, et à laquelle on voudrait tout « réduire. »

Et d'ailleurs, où veut-on en venir, je le demande, en allant toujours disséquant le mort comme on le fait aujourd'hui? Je n'en sais rien; mais on a beau faire, en travaillant ainsi, on ne saura jamais que le mort.

Quoi qu'il en soit, l'homme, malgré son unité, est composé de matériaux distincts, il y a chez lui, comme disait Hippocrate, des solides, des liquides et des esprits (*impetum facientes*). Néanmoins, cette distinction ne saurait être rigoureuse, car il est prouvé que les parties les plus solides sont vasculeuses jusque dans leurs atomes, et que les liquides ne sont eux-mêmes que des gaz condensés. *Punctum cavum* (Wedelius), *punctum vasculare* (Boërhaave). Verdries et Lewenhœck vont encore plus loin, et disent qu'il y a dans le corps humain des vaisseaux d'une capacité si étroite et qui versent un fluide si ténu, si délié, qu'en supposant que cette distillation se fît continuellement, elle ne donnerait pas plus d'un grain dans l'espace de 178,360 ans.

Chez l'homme les parties les plus solides sont les os; leur configuration donne le type de la forme humaine, dont ils constituent la charpente; viennent ensuite les muscles, auxquels l'exercice de tous les mouvemens est confié; après eux nous trouvons les viscères, qui sont sans contredit les organes les plus essentiels à la vie, et qui doivent à ce titre fixer un instant notre attention. Envisagés isolément, tous les viscères, tous les organes même doivent être considérés comme autant d'instrumens en mouvement, je dirais volontiers en vibration constante, dont le jeu particulier produit des effets qui entrent nécessairement dans l'harmonie de l'ensemble et qui concourent à la constituer. En effet, la raison démontre que cette association, que cette concordance de mouvemens commence et s'établit quand les organes ne sont encore qu'en ébauches, qu'elle s'affermit et se perfectionne ensuite avec le temps, et que c'est elle enfin qui donne à l'animalité toute la force qui la caractérise et qui la distingue, en justifiant cet axiome de Pline : *vis unita major*. De plus, considéré philosophiquement, chacun de nos organes représente parfaitement un véritable animal qui a sa vie, son action propre, ses goûts et ses besoins particuliers, indépendans à certains égards de ceux du tout dont il fait partie.

Nous voici donc amenés par les lumières de

la philosophie à regarder le système animal comme une harmonie : cette idée va nous dévoiler le fond de bien des mystères. Ainsi par exemple, à s'en rapporter aux apparences, on dirait certainement que l'homme est un animal simple; et pourtant vu de plus près, en songeant surtout à la vie de tous les organes dont nous avons parlé, on est forcé de reconnaître que l'homme n'est par le fait qu'un corps collectif composé de plusieurs animaux. « A la première « inspection, dit M. le comte de Montlosier, on « pourra considérer si on veut une abeille « comme un animal distinct; elle présente en « effet des caractères d'individualité; si on y « met un peu plus d'attention, on ne la consi- « dérera que comme un animal collectif qui « s'appelle ruche; dans le sein de cet animal les « abeilles sans sexe sont de simples organes, les « reines forment les parties génitales.

« Par réciprocité les grands animaux qui « figurent sur la surface de la terre peuvent « être regardés comme de simples individus; « on peut les regarder aussi comme une collec- « tion de divers individus animés, renfermés, « non dans une ruche, mais sous un revête- « ment d'une autre espèce, qu'on appelle peau. »

En travaillant sur ce large canevas, en vieillissant, pour ainsi dire, sur chacune de ces idées, nous arrivons par une pente facile à reconnaître que la vie animale, célébrée par tous les auteurs et si vantée partout, doit toute sa perfection à l'association des mouvemens de l'ensemble qui, de tant de vies partielles, forme vraiment une seule et même existence. En effet, la vie organisée résulte de la concordance des mouvemens vitaux des différens organes, comme l'harmonie en musique résulte de la combinaison des sons, comme la poésie résulte de la combinaison des vers, comme les mots qui les expriment et l'écriture qui nous les conserve purs résultent eux-mêmes de la combinaison des lettres; et ces propositions ont d'autant plus de force qu'on sait parfaitement aujourd'hui que les lois de l'harmonie musicale, de la chimie, de la physique et du magnétisme sont absolument les mêmes; en un mot, qu'il n'y a qu'une seule loi dans la nature.

Si nos parties sont irritables et sensibles, si elles se meuvent, si elles ont une action, c'est qu'elles ont des nerfs, non pas que les nerfs soient les organes immédiats du mouvement, mais parce qu'ils portent dans le tissu intime des parties l'agent matériel qui les rend aptes à produire tous ces phénomènes, comme on peut s'en convaincre; du reste, en faisant la ligature de quelques branches nerveuses; tout le monde sait que l'opération est à peine terminée que les organes auxquels ces cordons nerveux se distribuent cessent de jouir de leur vie propre, parce que le fluide qui les animait cesse momentanément de leur parvenir.

Les végétaux et les vers ne sont que contractiles parce qu'ils n'ont pas de nerfs, néanmoins il faut plus que des nerfs pour que la sensibilité existe et se manifeste; il faut que ces nerfs se rapportent à un centre d'action, et qu'ils forment avec ce centre un système circulatoire.

Du reste, la circulation nerveuse est si nécessaire, non-seulement à la vie, mais encore à l'exercice des sens, que si elle cesse pendant quelques instans, comme cela arrive dans la syncope, le corps, privé du mouvement et du sentiment, semble avoir perdu la vie, jusqu'à ce que de puissans excitans, en rétablissant la circulation, ranime pour ainsi dire la machine.

C'est pour la même raison que l'emploi immodéré des forces, que des travaux excessifs, que des veilles trop prolongées, sont suivis de lassitude et de faiblesse . aussi il n'y a que le sommeil et le repos qui puissent réparer nos pertes et nous rendre nos forces, en permettant au fluide nerveux de se refaire et de s'élaborer.

C'est pour la même raison que les grandes

douleurs ne peuvent pas durer long-temps, quoique la cause qui les produise soit toujours présente, c'est qu'elles dissipent trop de fluide nerveux et qu'il leur en faut une certaine quantité pour exister : aussi elles se montrent ordinairement par accès, autrement dit par intervalle ; c'est pendant les momens de relâche que le fluide nerveux se refait ; quand il est assez abondant l'accès se renouvelle.

Mais si les organes ont besoin de fluide nerveux pour jouir de toutes leurs propriétés, tous aussi concourent à le former ; néanmoins on s'accorde en général à dire que c'est dans le cerveau particulièrement que se forme le fluide nerveux, et qu'il se sépare sous forme de vapeur des extrémités artérielles.

Quoi qu'il en soit, le fluide nerveux est l'ame de la vie animale, c'est lui qui donne le ton (*impetum faciens*) ; c'est lui qui donne le mouvement à tous les organes, et qui associe l'ensemble du corps aux sensations de chaque partie, en raison de l'excessive rapidité avec laquelle il parcourt les vaisseaux qui le versent à tous les points de l'économie.

Il est donc prouvé, par le raisonnement et par les faits, que tous les corps sont pénétrés de mouvement et se livrent au mouvement ?

Oui, mais tous ne l'exécutent pas de la même manière; les organes solides, les viscères particulièrement, sont les seuls qui vibrent, les seuls dont le mouvement se manifeste par une suite de contractions et de dilatations successives; ce sont par conséquent les organes vibrans par excellence; les liquides, au contraire, sont forcés, par le fait seul de leur composition et de leur agrégation moléculaire, d'accepter un autre genre de mouvement; ainsi, au lieu de vibrer, ils prennent le mouvement par ondulation. Cette distinction, que je crois neuve, nous sera plus tard d'un puissant secours en pathogénie.

CONDITIONS D'EXISTENCE POUR L'HOMME.

L'homme est soumis ici-bas à des lois qui régissent et dominent toute son existence, comme elles régissent et dominent le monde tout entier, dont elles maintiennent l'équilibre. En effet, placé au sein de la nature, et doué au suprême degré de la faculté de sentir, l'homme puise d'un côté les principes nécessaires à l'excitement de ses fonctions, de l'autre les matériaux indispensables à l'entretien de ses organes, en retour, sans doute, des principes qu'il fournit à son tour; il est par conséquent en relation perpétuelle avec le monde auquel il est attaché; c'est en méditant long-temps et profondément sur ce commerce d'échanges qu'on arrive, après bien des peines, des tâtonnemens et des recherches, à se faire une idée satisfaisante de l'organisation et de ses moyens.

On doit considérer l'homme comme un être organisé, c'est-à-dire comme un être composé d'organes ou d'instrumens vivans, destinés à opérer la transmutation des corps qu'ils s'approprient pour vivre, qu'ils animent ainsi à la longue et qu'ils rendent enfin organisés, de bruts qu'ils étaient ; mais pour arriver à ce but, il faut que les organes soient bien conformés ; il faut que chacun d'eux jouisse de la mesure d'action qui lui a été dévolue par son organisation particulière ; il faut, en un mot, que l'harmonie règne entre toutes les fonctions. L'être qui jouit de cet heureux état possède par cela seul tous les attributs de la santé.

Dans cet état, l'homme pourvoit à sa propre conservation, répare ses pertes, et réagit incontestablement contre toutes les causes morbifiques, contre toutes les existences qui s'en prennent à la sienne ; il réagit en raison de cette force inhérente à l'organisation qui commence, qui se perfectionne et qui finit avec elle ; c'est aux portes mêmes de la vie que cette réaction commence, car elle a pour cause la volonté toute puissante des lois naturelles, dont l'infraction entraîne toujours un mal, dont l'observation, au contraire, amène toujours un bien plus ou moins durable.

C'est un grand fait en philosophie médicale, que cette propriété qu'ont les corps organisés de pourvoir à leurs besoins, et de lutter avec avantage contre le monde extérieur; pourtant aujourd'hui beaucoup de médecins le dédaignent et le rejettent pour s'occuper froidement de lambeaux.

Forcé de reprendre les choses d'un peu haut, nous commençons par établir que l'homme est vraiment composé de matière et de mouvement, et que c'est par cette raison qu'il est exposé à des lésions de substance et à des lésions d'action. En effet, nous avons vu que tous les corps, en travaillant sur eux-mêmes, séparaient en quelque sorte de leur propre substance une matière plus déliée, dont une partie devenait, pour ainsi dire, la cause des effets ultérieurs, dont l'autre, versée dans le torrent universel, alimentait le réservoir commun des principes nécessaires à l'entretien de sa fécondité. Eh bien, chez l'homme, cette matière déliée, ce principe de mouvement, c'est le fluide nerveux dont la circulation normale est, comme nous l'avons vu, pour l'être organisé, une première condition d'existence : c'est ce même fluide nerveux qui est l'ame de la vie animale, car c'est lui qui lie entre eux tous les organes que leur donne le mouvement et qui associe le mouvement de chacun d'eux au point de ne former de tous qu'un seul et même mouvement, qu'on nomme le mouvement vital.

Dans l'état ordinaire, nous ne sentons pas ce mouvement, et il s'opère effectivement sans que nous en ayons conscience; mais la moindre émotion morale suffit pour nous le révéler; car elle nous jette dans un tremblement général, dans un émoi qui ne laisse aucun doute sur l'existence de ce mouvement.

ÉTAT MORBIDE.

Morbi cuduntur et fabricantur ut homo ipse.

Paracelse.

Persuadé que sous le nom de maladie, nom bien détourné aujourd'hui de son véritable sens, on confond trop souvent des phénomènes, non seulement différens, mais encore opposés par leur but, bien que dans chaque état morbide ils soient produits par la même cause, et entretenus par la même puissance; persuadé surtout que les résultats les plus fâcheux sont la conséquence de cette confusion déplorable, j'ai cru devoir remettre en question l'état morbide (dont la maladie fait partie), et après un mûr examen, après une analyse sévère, je me suis arrêté, convaincu que les propositions suivantes sont l'expression sincère et pure de la vérité. Quoi qu'il en soit, je les soumets aujourd'hui à la sanction de mes maîtres, car c'est à eux seulement qu'il appartient de les consacrer ou de les rejeter définitivement.

Sous le nom d'état morbide, je désigne l'ensemble des phénomènes, vulgairement désignés sous le nom de maladie. Ces phénomènes sont de deux sortes ; les uns sont l'expression pure et simple de la cause qui les a produits : cette cause les explique tous, et les caractérise en quelque sorte; c'est leur ensemble qui constitue l'*affection*, autrement dit le mal, imparfaitement désigné dans les auteurs sous le nom de symptômes locaux ; les autres, au contraire, dont l'ensemble constitue la réaction que l'on désigne ordinairement sous le nom de symptômes généraux, ou simplement de phénomènes sympathiques, forment la *maladie* proprement dite; les phénomènes qui la traduisent sont l'ouvrage de la vie irritée et en armes ; c'est par conséquent à la force vitale qu'il appartient de donner la mesure de leur action et de leur puissance, puisque c'est elle qui les provoque et qui les organise. En résumé, parmi les phénomènes de l'état morbide, les uns se rapportent à la faculté de sentir, et les autres à la faculté de réagir. On voit que dans cette analyse notre but est de faire ressortir la puissance de la nature, et celle de la cause morbifique, en séparant les phénomènes qui appartiennent à l'une ou à l'autre; on voit que pour nous la maladie n'est qu'un des groupes de phénomènes qui composent l'état morbide, et que nos efforts tendent à prouver que jusqu'ici on a, généralement parlant, confondu, sous le nom de maladie, des phénomènes bien différens, puisque, dans un état morbide, aux phénomènes qui expriment la modification passive de l'économie, il s'en mêle d'autres qui sont de véritables efforts, entretenus par la force vitale, autrement dit par la force régissante. Rendons ceci plus clair encore par un exemple emprunté à la chirurgie.

1° Une fracture, pour nous, est un état morbide; 2° le corps contondant qui a brisé les os est la cause de cet état morbide; 3° les os brisés, et les parties déchirées ou intéressées, nous donnent la mesure de l'affection proprement dite, car c'est réellement sous ce rapport que l'économie est particulièrement affectée; 4° enfin, les phénomènes qui préparent la formation du cal, et qui la déterminent dans un temps plus ou moins long, sont pour nous des phénomènes salutaires, des phénomènes de réaction, et *c'est à leur ensemble que nous donnons le nom de maladie.*

CAUSES MORBIFIQUES.

> Felix qui potuit rerum cognoscere causas.
> *Virgile.*

On nomme cause tout ce qui produit ou concourt à produire un effet. A ce titre il n'y a pas dans la nature un seul corps qui ne puisse être considéré comme une cause; mais une distinction fort importante, et sur laquelle on glisse trop légèrement, c'est que les corps, dans leur contact les uns avec les autres, agissent de deux manières différentes: ils agissent d'abord par leur volume, par leur masse, autrement dit, par leurs propriétés physiques, puis ils agissent par leur émanation vitale, autrement dit, par leurs propriétés chimiques; je nomme émanation vitale le produit qui résulte de l'action dissolvante que les corps exercent sur eux-mêmes dans leur contact moléculaire, action qui dénote réellement chez eux un mouvement vital.

En parlant ici des causes en général, nous ne saurions nous empêcher de dire qu'il faut se méfier de la manie de les généraliser autant peut-être que de celle de tout rapporter au hasard; car s'il est prouvé qu'en admettant autant de causes différentes qu'il y a d'effets différens dans la nature, nous jugeons des choses moins d'après leur nature que d'après la nôtre; il n'est pas moins avéré pour tout le monde qu'en rapportant tout au hasard on ne fait qu'étaler maladroitement son ignorance, attendu qu'il n'y a pas d'effets sans causes, et que le hasard est, pour tout homme éclairé, l'enchaînement inconnu des causes universelles.

CAUSES MORBIFIQUES.

Les causes morbifiques existent partout, en nous et hors de nous. En nous, elles sont parfois héréditaires. En effet, comme l'a dit Baillou, on hérite des maux de ses parens, comme on hérite de leurs biens; pourtant, le plus souvent, elles se développent par les mouvemens de la vie; hors de nous, les causes de maladies pullulent par milliers : nous allons nous occuper séparément de ces deux sortes de causes, dont les unes sont internes et les autres externes; mais auparavant disons en passant que la nature, que l'essence des causes morbifiques est presque tout dans l'état morbide.

CAUSES INTERNES DES MALADIES.

Parmi les causes morbifiques qui se développent au sein même de l'économie, il y en a qui ont été pour ainsi dire déposées avec la vie, bien qu'elles ne révèlent leur présence qu'après un temps plus ou moins long d'incubation; il en est d'autres au contraire qui sont l'ouvrage de la vie et de toutes ses modifications; car s'il est un fait constant, quoique contesté, c'est que les différentes humeurs qui entrent dans notre composition ne sont pas plus tôt formées que la cause même qui les a produites en change bientôt le mode et la nature et leur fait parcourir ainsi un cercle de changemens qui font varier à l'infini leurs propriétés.

De tous ces changemens le plus intéressant à connaître est sans contredit la transformation de nos fluides en vapeurs; ces vapeurs, dont les propriétés tiennent toujours des fluides mêmes dont elles émanent, pénètrent partout, remplissent tous les vides et se portent incontestablement, dans mille circonstances, d'une extrémité des corps à l'autre où elles produisent parfois des phénomènes notables.

Ces émanations se dégagent et s'évacuent ordinairement par la transpiration insensible ou par d'autres voies ouvertes à ce sujet; cependant il arrive parfois que, refoulées à leur sortie, elles sont forcées, ou de rentrer dans leurs foyers respectifs ou de se répandre dans toute autre partie de l'économie ; alors elles deviennent presque toujours autant de causes morbifiques, si les médecins ne s'empressent de les rappeler au dehors, en rétablissant la liberté des conduits naturels, ou bien encore en s'efforçant d'en ouvrir de nouveaux.

Un autre fait non moins remarquable, c'est que chaque organe, comparé aux autres, ne fournit pas ses émanations dans les mêmes proportions; c'est qu'il en est qui sous ce rapport surpassent pour ainsi dire tous les autres. Bordeu avait parfaitement observé toutes ces particularités, et c'est précisément ce qui l'avait déterminé à admettre autant de cachéxies différentes qu'il y a dans l'organisme d'humeurs différentes, capables de modifier l'économie jusqu'au point de produire telle ou telle diathèse.

Je sais parfaitement qu'il y a de ma part beaucoup de témérité à parler aujourd'hui de diathèse et de cachéxie à des solidistes qui ne jurent que par l'irritation ; néanmoins j'insiste sur ces vérités, parce que je les tiens d'une source pure et fidèle ; d'ailleurs, il suffit de réfléchir un instant aux phénomènes remarquables qui se manifestent chez l'homme à l'âge de la puberté, à ce premier temps de l'écoulement séminal, pour se convaincre de toute l'influence qu'exerce sur l'économie une humeur de plus livrée à son action.

La stimulation directe, produite par les émanations de la liqueur séminale, est telle qu'elle opère dans la vie de l'homme des métamorphoses qui tiennent du prodige. Voyez cet adolescent qui, naguère enfant, avec des organes suffisamment constitués, osait à peine et ne pouvait réellement rien retrancher ni donner d'une vie encore imparfaite ; homme aujourd'hui, grâce à la douce rosée qui pénètre tout son être, ses organes s'échauffent, ses désirs s'éveillent, son imagination s'exalte et travaille ; enfin, il devient tout à coup susceptible de toute la délicatesse des sensations, car il n'est pas jusqu'à la mélancolie dont il n'éprouve parfois les atteintes; enfin il a non-seulement tout ce qu'il faut pour être, mais encore il cède avec transport au besoin de transmettre et de multiplier une vie aussi fraîche et aussi neuve de plaisirs.

Par la même raison, l'opération flétrissante de la castration fait de l'homme le plus capable l'être le plus sot et le plus stupide de la création; mutilé jusqu'au moral, l'homme réduit à ce piteux état végète malheureux et ignoré, sans volontés et sans force comme le plus triste des animaux, et certes, on ne nous taxera pas d'exagération, car tout le monde sait que les eunuques sont en général mous, poltrons, paresseux et sales, incapables surtout de prendre une détermination ferme ou magnanime.

C'est aussi à la prédominance respective de ces différentes émanations, ou, pour mieux dire, au genre particulier d'excitation qu'elles entretiennent au sein de l'économie, qu'on doit rapporter, comme à leur véritable cause, la diversité des tempéramens, ainsi que les vertus et les vices qui en découlent : car, notez-le bien, avant d'appartenir à la société et à nos volontés parfois si impérieuses, nous appartenons d'abord à la nature, et puis encore à la nature de notre organisation; je le dis avec une conviction profonde, non que je veuille affaiblir ici les droits de l'éducation et du bon exemple : car personne, au contraire, ne s'humilie plus que moi devant leur pouvoir incontestable, mais, parce que, en ma qualité de médecin, je suis d'autant plus forcé de faire la part de l'organisation que c'est à elle seule souvent que nous avons affaire.

Oui, Hallé l'a dit avec raison, chaque individu naît avec une trame première sur laquelle se brode son existence; et telle est même l'empreinte du tempérament, que le médecin juge au premier abord des vertus et des vices, de la santé et des affections, de celui qu'il examine, presque aussi bien qu'un ami reconnaît d'un coup d'œil l'écriture de celle qu'il aime; qu'un peintre distingue entre mille tableaux celui de tel ou tel artiste, qu'un musicien reconnaît le style et l'ame d'un compositeur aux premières phrases musicales. Mais, puisque nous voilà sur ce chapitre, disons un mot des tempéramens les plus tranchés.

Les hommes d'un tempérament sanguin, sont en général bons, généreux, vifs et enjoués, sensibles surtout et délicats en amour, quoique volages; mais il ne faut pas chercher chez eux d'idées fortes et durables : car l'inconstance en tout est pour ainsi dire leur partage absolu; néanmoins il en est beaucoup qui se sont distingués par de grandes qualités. Nous citerons parmi les hommes de ce tempérament Marc-Antoine, Alcibiade et Henri IV.

Les hommes d'un tempérament essentiellement bilieux comme Tibère, Louis XI, Cromwel, le cardinal de Richelieu et Napoléon, se distinguent entre tous les autres par la puissance bien précieuse de nourrir long-temps la même idée; chez eux l'amour fait place ordinairement à l'ambition; ils sont en général soupçonneux, dissimulés et jaloux, par conséquent d'un commerce fort désagréable; ils sont encore impétueux à l'occasion, pleins de courage et d'audace quand il s'agit d'exécuter le projet sur lequel ils ont vieilli, et inébranlables surtout dans toutes leurs déterminations. C'est parmi eux qu'on trouve les grands conquérans; mais pour quelques bilieux qui ont frappé le monde tout entier d'admiration ou de stupeur, combien n'en voit-on pas tous les jours par milliers qui végètent et qui meurent misérablement sans laisser après eux d'autres souvenirs qu'une vie souillée par toutes les turpitudes qu'enfantent les désirs et l'ambition contrariés.

Les hommes secs et très nerveux, comme Voltaire et le grand Frédéric, ont aussi leur trempe particulière : ils sont presque toujours absolus dans leurs volontés, quoique changeans dans leurs idées; sensibles et bons par caractère, mais inflexibles et durs par circonstance, injustes même très souvent, audacieux et poltrons tour à tour, et plus exposés que d'autres à l'exaltation en tout genre, au fanatisme, à la superstition et partant à la folie.

A l'air nonchalant et paresseux, à la démarche incertaine et lente, on reconnaît les hommes lymphatiques; pour eux, tout est indifférent: aussi leurs passions sont en général si dociles que souvent même ils ne les entendent pas, et qu'ils ne peuvent pas, par contre-coup, les comprendre chez les autres. Inhabiles aux travaux de l'esprit comme aux exercices du corps, ils prennent presque toujours un siècle pour répondre à la moindre question. On leur accorde néanmoins parfois quelques vertus : pour nous, ce sont là des vertus bien faciles, car elles tiennent moins à la volonté ferme qu'à l'excessive pauvreté du tempérament; quelques philosophes en ont fait des vertus négatives; M. Richerand les appelle tout simplement des vertus de tempérament. Mais c'est assez ; revenons aux causes morbifiques.

Indépendamment de ces émanations naturelles, formées aux dépens de nos principales humeurs, il se forme encore dans l'économie des principes morbifiques dont l'action est également incontestable. Ce sont ces émanations qui constituent, caractérisent et entretiennent les différentes diathèses morbides, entre autres, les diathèses écrouelleuses, scorbutiques et goutteuses, dont l'influence dans les maladies est si bien reconnue ; il y a plus : comme le fluide nerveux ne s'élabore vraiment que dans le cerveau; comme la semence ne se forme que dans les organes génitaux; comme le lait ne prend toutes ses qualités que dans des organes spéciaux : de même tous les miasmes morbifiques ont leurs foyers marqués et prédisposés pour leur germination; c'est pour eux qu'ils ont une affinité particulière, comme le virus scorbutique pour les gencives, le virus dartreux pour la peau, l'humeur goutteuse pour les petites articulations.

Maintenant, me direz-vous, par quelle incompatibilité nos parties ont-elles, parmi les causes morbifiques, des ennemis particuliers qui s'adressent toujours à elles? Qu'est-ce qui enchaîne ces causes morbifiques qui, avant de se déclarer par des effets terribles, ne produisent aucun dérangement apparent dans la santé? quelle est la puissance mystérieuse qui veut que les mêmes causes épidémiques produisent des effets si opposés chez des hommes également exposés à leur influence pernicieuse? Pourquoi d'autres causes non moins terribles se jettent-elles, tantòt sur les vieillards, tantôt sur les enfans ou sur les femmes? pourquoi? comment? par quelle raison? Parce qu'il y a vraiment des rapports particuliers, établis entre les excitans et l'excitabilité, de façon que, de même que les corps ne se dissolvent que par des menstrues déterminées, de même certaines parties du corps humain ne sont sollicitées et irritées que par certains stimulus, attendu que le système sensible dans les êtres organisés est susceptible d'une infinité de modifications, soit naturelles, soit acquises, qui font varier à l'infini le mode de sensibilité. Voilà pourquoi un peu de vin donne de la gaieté à celui-ci, tandis qu'il rend celui-là sombre et querelleur; voilà pourquoi, suivant leur constitution individuelle, les hommes sont tantòt bons ou méchans, poltrons ou courageux, actifs ou indolens.

Depuis que l'irritation est devenue le Protée à la mode, on s'occupe fort peu des causes spéciales des maladies; l'irritation suffit à tout: cause et effet alternativement, elle résume toute la médecine, du moins si on croit certains médecins; pour eux tout est là caché sous le grand fait de l'irritation : à vous, Messieurs, l'irritation tant que vous voudrez; mais pour nous, nous savons à quoi nous en tenir, attendu que, tout en rendant hommage au médecin célèbre qui a créé et propagé cette doctrine, nous nous sommes très bien trouvés d'avoir consulté d'autre part les ouvrages sortis de tout autre moule. En effet, c'est à d'autres sources que nous avons appris, entre autres choses, qu'il se forme en nous des germes de maladie qui tiennent à notre constitution et qui produisent des effets variés dans les différens temps de la vie.

Parmi ceux qui attaquent les enfans et dont le principe tient à leur constitution, les écrouelles occupent le premier rang; il est rare que le miasme qui les produit et dont l'affinité pour les glandes est incontestable, soit détruit entièrement avant la puberté, époque à laquelle la constitution muqueuse, naturelle à tous les enfans en bas âge, s'efface insensiblement pour faire place à la diathèse sanguine.

Dans l'âge mur, les miasmes morbifiques affectent particulièrement le plexus solaire et déterminent par leur présence le mal affreux, désigné sous le nom d'hypochondrie, surtout chez les hommes qui se livrent avec excès aux travaux de cabinet. Ces miasmes se portent aussi tantôt sur un viscère, tantôt sur un autre, mais particulièrement sur ceux de l'abdomen ou de la poitrine.

En se portant sur les poumons, l'engorgement qu'ils y font naître, en y attirant de toutes parts les différens fluides, produit l'affection désignée sous le nom de fluxion de poitrine; dans d'autres circonstances, en se portant sur le péritoine, l'espèce d'irritation qu'ils y excitent, attire et fixe sur ce point la partie aqueuse qui, dans l'état de santé, s'évacue ordinairement par la transpiration ; il en résulte bientôt une hydropisie.

Lorsque le même principe attaque les voies digestives, il produit des nausées, des vomissemens, des coliques, la diarrhée, et beaucoup d'autres accidens.

Dans un âge plus avancé, les mêmes principes qui quelquefois ont vieilli aussi, se portent en raison de leur affinité sur les muscles et sur les aponévroses : de là les rhumatismes et douleurs lombaires; plus tard ils affectent la peau et donnent naissance aux dartres; enfin ils finissent dans la vieillesse par se fixer sur la vessie dans les reins, dans les petites articulations ou dans les glandes de la trachée artère : de là la néphrite, les rétentions d'urine, la goutte, les catarrhes.

Mais un fait bien remarquable et sur lequel on ne saurait trop insister, c'est que ces miasmes maladifs voyagent avec une facilité extrême et se portent, d'un moment à l'autre, d'une extrémité de l'économie à l'autre extrémité et presque toujours après avoir successivement lésé les différens organes qui se sont trouvés sur leur passage et avec lesquels ils ont eu quelque affinité; je pourrais pour mon compte citer plusieurs personnes sujettes à des indispositions, à des affections même produites par l'explosion soudaine et renouvelée souvent de ces miasmes qui, une fois développés, se portent successivement des entrailles à la gorge, de la gorge au cerveau, et réciproquement, jusqu'à ce que, usés par leur déplacement même, ou par les efforts de la vie, ils se dissipent et disparaissent en laissant après eux toutes les apparences de la santé la plus florissante.

En général, tant que les miasmes morbifiques restent fixés sur des organes d'une utilité secondaire à la vie, la santé est peu dérangée ; mais s'ils viennent par une cause ou par une autre à être repercutés ou attirés à l'intérieur, ils deviennent toujours la source d'une infinité d'affections plus ou moins dangereuses.

Un fait de la plus haute importance en thérapeutique, c'est que toutes les maladies qui dépendent de ces miasmes, autrement dit de ces causes humorales, ne se terminent en général complètement, que par des crises qui consistent dans la coction et l'évacuation des principes morbifiques; néanmoins les crises, en jugeant réellement les maladies, ne tarissent pas toujours la source des principes morbifiques, lorsqu'ils tiennent à la constitution du sujet; il y a un temps marqué par la nature pour la terminaison de l'affection : il faut que ce temps arrive; car souvent la guérison n'a lieu qu'après une suite d'intermissions et de paroxysmes, ce qui prouve d'abord que la cause qui produit l'affection se dissipe et se reproduit successivement; ce qui prouve encore que le mouvement même qu'excite dans l'économie le principe morbifique, contribue beaucoup à le dissoudre et à le neutraliser; en effet, dans la goutte, dans les fièvres intermittentes même, chaque accès peut être considéré comme un mouvement dépuratoire, un effort critique de la nature qui cherche à se débarrasser du principe morbifique qui l'irrite; aussi, après l'accès, le malade jouit de la santé à sa manière, jusqu'à ce que le principe se soit reproduit, et détermine encore un nouvel accès.

J'avoue qu'il est assez difficile de se faire une idée bien claire de ces différens miasmes morbifiques, puisqu'ils se dérobent à nos moyens d'analyse; néanmoins la raison et l'expérience veulent qu'on les admette pour expliquer des effets qu'on ne saurait vraiment attribuer à d'autres causes. Voici qu'elle était l'opinion de M. Lecat sur la nature de ces principes morbifiques : il pensait qu'il entrait dans la constitution naturelle de chaque individu un fluide particulier destiné, dans l'état naturel, à exciter l'action de nos organes; sans ce fluide, disait-il, l'homme ne serait qu'une statue, qu'une concrétion; mais autant une juste proportion de ce caustique est utile à la santé, autant son excès et ses mauvaises qualités lui sont pernicieuses.

Il regardait ce caustique, c'est ainsi qu'il le nommait, comme l'agent matériel de la sensibilité et de l'irritabilité; il pensait qu'il pouvait non-seulement être altéré par des causes accidentelles, mais encore qu'il acquérait des modifications vicieuses par les seuls progrès de la vie, et que ces modifications étaient sans contredit les causes des affections chroniques qui affligent l'humanité dans les différens âges.

Sans prendre au sérieux tout ce qu'il y a de hardi dans ces hypothèses, nous croyons, avec M. Lecat, qu'il y a vraiment des principes de maladies chroniques qui se développent avec la vie et qui ne cessent qu'avec elle. Néanmoins, il faut le dire, l'expérience nous apprend que des maladies parfaitement semblables à celles que nous venons de citer, se développent tous les jours sans le concours d'un germe préexistant, ni d'aucune disposition héréditaire; c'est pourquoi, en pratique, on ne saurait assez fortifier son diagnostic, et l'éclairer par toutes les ressources que nous offrent le commémoratif et l'étiologie. En effet, il y a une différence bien notable entre ces différentes causes, puisqu'on obtient toujours la guérison d'une affection qui tient à une cause accidentelle, tandis qu'on échoue presque toujours quand l'affection est produite par le vice même de la constitution.

Quand Hippocrate savait que la phthisie prenait sa source dans la constitution du sujet, il désespérait ordinairement de la guérison ; du moins son seul espoir était dans la nature, tandis qu'il comptait sur une solution favorable, quand il savait que la maladie tenait à une cause accidentelle.

Je sais qu'il n'est pas toujours facile de distinguer *à priori* la cause de telle ou telle affection : pourtant on surmonte parfois les difficultés en réfléchissant au tempérament, à la manière de vivre, et surtout aux affections antécédentes du sujet.

Ce qui fait croire que les principes morbifiques peuvent réellement se transporter d'une extrémité du corps à l'autre, c'est qu'il est prouvé que nos humeurs charrient et présentent parfois à divers points de l'économie les principes qu'elles reçoivent en revêtement. Ainsi le prussiate de potasse qu'on dépose dans une membrane séreuse, ou dans une portion de tissu cellulaire, se montre bientôt en nature dans le sang et en est également éliminé en nature sur diverses surfaces organiques, où les réactifs chimiques décèlent sa présence; c'est qu'on ne saurait mieux expliquer les phénomènes des métastases qu'en admettant le transport des agens morbifiques du point qu'ils occupent sur un autre point; c'est qu'on a trouvé du pus dans le tissu cellulaire, dans le parinchyme des poumons, du foie, de la rate, des reins et même du cerveau, sans qu'aucun travail inflammatoire actuel ou préalable ait pu l'expliquer; enfin, c'est qu'on voit tous les jours des excrétions de pus par les évacuations alvines, et même de véritables dépôts purulens, se déclarer aussitôt après l'ablation d'une partie qui était depuis long-temps le siège d'une suppuration abondante.

S'il vous reste encore quelques doutes sur l'histoire des causes morbifiques, sur leur origine, et surtout sur les opérations de la nature, lisez et relisez les immortels ouvrages de Bordeu, à qui j'emprunte mon dernier paragraphe.

« La nature, dit-il, semble avoir pris à tâche « de remuer, de dépurer, de détruire, de rap- « procher sans relâche les matériaux de nos « fluides; elle ne se plaît qu'aux combinaisons « qui résultent de toutes ces parties vivantes : « telle est la suite du premier ébranlement occa- « sioné par la fécondation de l'embryon : on

« ne peut se former une idée de cette féconda-
« tion ; mais l'exemple de l'incubation, dont la
« suspension ou le dérangement fait mourir
« l'animal, indique quels doivent être l'enchaî-
« nement, l'ordre et la continuité des fonctions
« de nos organes pour assurer notre existence
« toujours poursuivie par des causes extérieures
« qui les détruiraient à chaque instant, si la
« chaleur ne nous conservait pas comme l'incu-
« bation. La chimie ira-t-elle, pour pénétrer le
« travail et l'objet de cette incubation, inter-
« rompre la poule qui couve? Mais le petit ani-
« mal qu'elle fait croître est déjà mort, ses
« humeurs sont rentrées dans la classe des corps
« inanimés, elles sont livrées à des mouvemens
« étrangers à la vie. Ainsi le raisin, séparé de
« son cep, va fermenter par des mouvemens
« différens de ceux de la végétation ou du dé-
« veloppement de ses parties qui tendaient au-
« paravant à l'établissement d'un tout organisé,
« au lieu que la fermentation tend à la dissolu-
« tion, à la destruction de ce tout. »

Ces idées peuvent, je le sais, ne pas satisfaire les chimistes, les physiciens, les anatomistes : elles éludent leur logique, leurs instrumens, leurs opérations et surtout leurs démonstrations, si propres à gagner les suffrages des spectateurs; mais la médecine ne doit ni ne peut aller plus loin; si j'ose le dire, elle est comparable à la poule qui couve la vie, elle n'abandonne jamais son sujet aux atteintes des arts disséqueurs et destructeurs; elle ne sait pas se faire entendre par ceux qui ne l'ont pas étudiée, et qui croient tout connaître quand ils ont vu et palpé quelque machine à expérience, à opération.

CAUSES EXTERNES DES MALADIES.

Depuis le caillou qui nous fait choir jusqu'à la force musculaire que nous déployons pour nous relever, tout autour de nous peut devenir cause de maladie; aussi je n'ai pas l'intention de faire l'appel de tous les agens morbifiques, d'autant plus que tout le monde sait qu'on écrirait aisément dix volumes, au moins, rien qu'en les énumérant; mais j'indiquerai les groupes les plus saillans et je passerai ensuite à un autre ordre de considérations.

En pathologie on divise les causes morbifiques, relativement à leur mode d'action, en causes physiologiques, physiques, chimiques, mécaniques, relativement à leur nature en virulentes, spécifiques, etc.

Souvent, très souvent, le germe des maladies nous est transmis par la voie de l'atmosphère, comme dans les épidémies, tantôt nous le recevons par contagion : c'est ainsi, par exemple, que les virus variolique, morbilleux, vénérien, psorique, pestilentiel, se communiquent et passent réellement d'une personne à une autre; tantôt nous le puisons dans les prisons, dans les hôpitaux, dans les amphitéâtres, au bord d'un marais; enfin, bien souvent aussi, quand les maladies ne sont pas l'ouvrage de notre profession ou de nos excès en tout genre, elles sont provoquées par un mauvais régime, par la malpropreté, par le séjour dans une habitation malsaine, et quelquefois par toutes ces causes réunies; mais ce qui mérite de fixer notre attention, c'est que les agens morbifiques, comme les médicamens, ont vraiment des affinités spéciales qui les entraînent irrésistiblement sur tel ou tel organe ou appareil d'organes : ainsi les uns établissent leur siège sur le poumon, les autres sur le cerveau; ceux-ci sur les intestins; et tandis que quelques-uns n'attaquent que les enfans, d'autres au contraire ne sévissent que sur les femmes et réciproquement; cependant il n'y a rien dans tout cela qui puisse nous étonner. En effet, quand la puissance mystérieuse qui anime l'univers forma les corps en quantité immense qui le composent et qui le meublent, elle imprima à chacun d'eux des propriétés essentielles qui devinrent la règle de leurs mouvemens particuliers et la cause de l'harmonie de l'ensemble; il est donc bien naturel, essentiel même, que nous retrouvions partout et en tout ce rapport indispensable de causes et d'effets établis et ordonnés par la volonté suprême.

Les astres s'attirent ou se repoussent, les hommes se recherchent ou s'évitent, les animaux vivent entre eux en paix ou en guerre; partout enfin il y a des affinités, des sympathies ou des antipathies, des rapports en un mot. Eh bien! si cette loi de rapports s'étend à tout, et c'est un fait, toute la difficulté consiste donc seulement à savoir la reconnaître dans ses différentes applications.

Je crois qu'on peut diviser les causes morbifiques en deux grandes classes; dans la première je range celles qui agissent sur notre propre substance, humide ou solide; et dans le *deuxième* je place celle qui modifie le mouvement vital, matériel aussi, mais matériel d'une autre manière, je m'explique. Vous vous rappelez sans doute que nous avons déjà vu que tous les corps en général, que tous les êtres aussi, étaient pénétrés de mouvement, bien qu'ils ne l'exécutassent pas tous de la même manière; que chez les êtres organisés c'était l'association des mouvemens particuliers qui formait en dernière analyse le *grand ressort* vital constitué d'une part par la vibration des solides, et de l'autre par l'ondulation des liquides, dont le jeu sagement combiné se balançait avec harmonie avec celui des solides. Eh bien! nous voudrions qu'on fît un groupe des causes capables de modifier d'une manière quelconque ce mouvement fondamental et essentiel (tels que les passions, les actes intellectuels, etc.), et qu'on en formât un autre de celles qui modifient les organes, autrement dit les instrumens du mouvement; c'est sur ce pied-là que nous allons établir notre pathogénie.

Auparavant nous dirons en passant, afin qu'on ne se méprenne pas sur le sens de nos paroles, que nous croyons que nos solides, que nos humeurs et que nos fluides peuvent être intéressés et lésés tour à tour primitivement; ainsi, par exemple, les corps durs et contondans, les corps acérés, et d'un autre côté le fer, l'acier, le feu agissent sur le tissu même de nos organes solides et le blessent de mille manières. Ainsi l'électricité, suivant M. Rossi; la lumière, suivant Monchini; le calorique, d'après M. de la

Roche, agissent sur le sang et le modifient d'une certaine façon ; tandis que l'air, les alimens, les gaz, les virus, les poisons et les venins lui impriment des qualités différentes. Enfin tout le monde sait que les passions et les actes intellectuels, que l'électricité, le magnétisme animal, certaines vapeurs métalliques, et la classe nombreuse des antispasmodiques et des narcotiques, ont une action incontestable sur le fluide nerveux qui nous anime.

PATHOGÉNIE.

L'homme est composé de matière et de mouvement (du moins la faiblesse de notre entendement nous force d'admettre isolément ces deux principes comme s'ils existaient indépendamment l'un de l'autre, ce qui est impossible), par conséquent il peut être blessé ou dans sa propre substance, ou dans sa force (mouvement vital), qui en est la partie la plus déliée, puisqu'on ne la saisit que par la pensée qui est obligée de l'admettre pour expliquer les accidens calculables.

Quand l'homme est blessé dans sa propre substance, c'est-à-dire dans le tissu même qui forme ses organes, ou bien encore dans ses liquides, les lésions qui en résultent sont des lésions organiques, et ce sont en général les plus sérieuses, car il n'appartient qu'à la nature de retoucher les organes qu'elle a formés.

Quand au contraire l'homme est blessé dans son mouvement vital, les dérangemens qui en résultent prennent le nom de lésions vitales ou nerveuses; elles sont parfois aussi dangereuses et plus promptement mortelles que les lésions organiques; mais il est en général plus facile de s'en rendre maître dès le principe.

Après avoir admis chez l'homme des lésions organiques, parce que, anatomiquement parlant, il est composé de matière et d'organes matériels, et des lésions d'action parce qu'il est pénétré de mouvement, nous nous empressons de dire que nous croyons que ces lésions existent presque toujours concurremment, et que, lors qu'elles existent isolément, elles deviennent tour à tour la source les unes des autres; du reste, les rapports qui existent entre la matière et le mouvement, et les lois qui naissent de ces rapports, fournissent sans cesse aux médecins philosophes les plus profonds sujets de méditation.

LÉSIONS DE MOUVEMENT OU D'ACTION, OU, POUR MIEUX DIRE, LÉSIONS VITALES OU SIMPLEMENT NERVEUSES.

J'entends par lésion d'action le trouble auquel tout être vivant est exposé en raison de la vibration continue qui agite sa substance intime, vibration fondamentale, mouvement essentiel et primordial par lequel tout être se développe, se décompose et se transforme, vibration vitale que la moindre émotion suffit pour nous révéler en nous jetant dans un tremblement et une agitation extrêmes.

Le mouvement vital peut être augmenté, diminué ou perverti; dans ces différens cas le contre coup se fait bientôt sentir, soit dans les solides, soit dans les liquides, toujours même, quoique à différens degrés, dans les deux à la fois; alors les effets deviennent sensibles pour tout le monde.

Le premier effet de la suraccélération du

mouvement des solides, mouvement de vibration, comme je l'ai dit, c'est de mettre en dissipation une grande quantité de principes organiques qui se répandent sous forme d'halitus ou de fluide vaporeux facile à saisir en le recevant sur une glace qu'il ternit assez promptement. Sanctorius, comme on sait, a fait des expériences bien curieuses sur cette transpiration insensible.

Dans l'état ordinaire, les vêtemens absorbent une partie de la transpiration et l'air dissout le reste; mais, pour peu que le mouvement vital soit augmenté, elle s'amasse à la surface du corps sous formes de gouttelettes de sueur.

Mais, indépendamment de cette perspiration, il se fait encore chez l'homme une transpiration magnétique plus importante encore que toutes les transpirations réunies, c'est elle qui sous forme de rayonnement se dégage du centre de nos organes; cette transpiration, qui escompte la vie, est le produit et le terme de toute l'action organique; dans les momens de bien-être et de plaisir, elle jaillit de toutes parts avec abondance et rapidité; dans les momens de peine, au contraire, elle se ralentit; enfin elle s'épuise avec les années et se tarit avec la vie.

Les effets produits par l'accélération morbide du mouvement des humeurs, mouvement par ondulation, sont infiniment plus variés et plus nombreux que les effets occasionés par le vice du mouvement des solides, leurs suites sont aussi plus fâcheuses.

D'abord la circulation devient plus active, celle du sang se révèle par l'inflammation, celle du fluide nerveux par les névroses, celle de la lymphe par la subinflammation; mais à ces anomalies du mouvement, il se joint bientôt d'autres accidens qui en sont les conséquences; ainsi, par exemple, pressés et frottés outre mesure contre les parois des vaisseaux, les fluides s'altèrent et perdent leurs propriétés; repris ensuite dans cet état par les vaisseaux absorbans et reportés par leur secours dans le torrent de la circulation, ils frappent le solide vivant d'une sorte d'asphyxie en le saturant de principes pernicieux; souvent même, par leur abord insolite seulement, bien que leur composition ne soit pas réellement viciée, les fluides finissent par altérer les solides compris dans leur sphère d'action.

Quand au contraire le mouvement vital est ralenti, les phénomènes qu'on observe sont tout-à-fait opposés; aussi toutes les fonctions perdent de leur activité et languissent, parce que les différens organes ne sont plus animés du mouvement convenable aux effets qu'ils sont chargés de produire; la vie souffre alors par engorgement; les congestions qui en résultent sont encore faciles à combattre; mais il ne faut pas perdre de temps, car les principes organiques qui sont naturellement portés par les mouvemens de la vie, du centre de l'économie à sa circonférence, se trouvent bientôt réduits à entrer en concrétion par leur surabondance même, qui rend leur expulsion difficile, et devient par conséquent une puissance de plus très favorable à la formation des concrétions.

Enfin quand le mouvement vital est irrégulier, l'injection nerveuse qui traverse toute l'économie devient elle-même irrégulière et désordonnée, et de cette irrégularité d'action découle une infinité de formes morbides, telles que les convulsions et une infinité d'accidens nerveux; mais les affections le plus ordinairement déterminées par l'irrégularité même de l'action vitale, par le défaut de proportion entre le mouvement de certaines fonctions qui doivent se faire équilibre, ce sont, sans contredit, les pneumatoses *essentielles* si bien décrites par Frank, Sauvages et Combalusier, et les hydropisies *essentielles* observées et admises par Ch. Lepois, Morgagni, Py de Narbonne, Barcher, Dé-sessarts, Daigneau et Tissot; car on pense bien que je ne veux pas parler ici des hydropisies symptomatiques rapportées tour à tour par Camper, Monro, Lower, Morgagni, Hannemann Cullen, et dans ces derniers temps par M. Bouillaud, à un obstacle mécanique au cours du sang; par Cruiksham, Mascagni, Saviard et Vicq d'Azyr, au ralentissement de la circulation lymphatique; par Stool Dessault et par MM. Rayer, Broussais et Bouillaud, aux inflammations; par M. Rostan, aux lésions organiques du cœur et des gros vaisseaux, etc.

Pour être plus clair, ou moins obscur, si vous voulez, j'ai cru devoir séparer les différens effets produits soit par l'accélération, soit par le ralentissement morbide du mouvement des solides et des liquides; mais il faut dire que ces mouvemens n'existent jamais isolément, attendu que tout se lie dans l'économie. Bien plus, c'est l'*action* diversement combinée du mouvement des solides et des liquides qui forme, pour ainsi dire, les premiers élémens de l'état pyrétique.

On peut donc rapporter : 1° à l'accélération morbide du mouvement, les fièvres, les inflammations, les névroses, les subinflammations, les hémorragies actives et certains écoulemens; 2° au ralentissement du mouvement, les engorgemens, les congestions, les hémorragies passives et les obstructions; 3° aux mouvemens spasmodiques, les pneumatoses, les hydropisies et une infinité d'affections nerveuses. Le cadre des lésions organiques ou de substance n'est pas moins nombreux; on doit leur rapporter les dégénérescences en tout genre et toutes les altérations des solides et des liquides. (Mais alors ce n'est point sur le mouvement vital que les causes morbifiques ont agi, c'est sur la substance organique elle-même).

DES MÉDECINS EXPECTATEURS.

> Antequam de remediis statuatur, primum constare oportet, quis morbus et quæ morbi causa : alioqui inutilis opera, inutile omne consilium.
>
> *Baillou.*

Dans tous les temps et dans tous les âges, les médecins vraiment éclairés ont toujours pris la nature pour guide, tous ont proclamé à l'envie sa puissance et son autocratie, et il faut bien le reconnaître, c'est dans les ouvrages de ces anciens médecins qu'on a nommés expectateurs ou observateurs, qu'on trouve encore aujourd'hui les préceptes les plus utiles et les plus précieux en médecine.

Attentifs surtout à suivre la nature dans ses moindres opérations, ces observateurs fidèles nous ont laissé sur les phénomènes de la vie, de la santé et des maladies, des peintures et des tableaux qui survivront à toutes les théories imaginables; et nous nous plaisons à le dire, c'est en interrogeant souvent, c'est en interrogeant toujours ces tableaux vivans, ces peintures d'après nature, que nous sommes parvenus à refaire notre éducation médicale; c'est par la lecture des ouvrages originaux, c'est en méditant surtout sur leur esprit que nous sommes arrivés après cinq ans de peines et de veilles, en quelque sorte continuelles, à nous faire une idée de la médecine, à la comprendre enfin telle qu'elle existe et qu'elle existera toujours.

On sait que, pendant plusieurs siècles, le mot fièvre fut employé par les médecins comme synonyme de maladie; on sait qu'ils désignaient en général, sous ce nom, toutes les réactions puissantes; eh bien, voilà ce que les plus fameux auteurs ont écrit au sujet de la fièvre.

Celse : Denique ipsa febris (quod maxime mirum videri potest) sæpe præsidio est.

Alexandre de Tralles : Nisus naturæ in melius virgentis.

Sydenham : Profecto enim est febris ipse naturæ instrumentum quo partes impuras a puris secernat.

Stool : Igitur febris est affectio vitæ conantis mortem avertere.

Bordeu : Toute maladie est un travail dont le terme est une excrétion critique quand la guérison s'ensuit.

Enfin, pour parler des auteurs de notre époque, nous emprunterons quelques fragmens à l'ouvrage de M. Cayol, qu'on ne saurait assez citer quand il s'agit de faire connaître l'opinion d'un digne professeur de clinique. Dans son beau discours sur la force vitale médicatrice, il dit : « Examinez toutes les maladies depuis « la plus légère jusqu'à la plus grave, depuis la « plus simple piqûre jusqu'à ces altérations « profondes qui dénaturent le tissu des vis- « cères : vous verrez dans toutes un concours « et une suite d'efforts conservateurs, différens « suivant la nature et les périodes de la mala- « die, mais toujours bien appropriés à la cause « morbifique qui doit être éliminée, ou aux dé- « sordres qui doivent être réparés.

« Un grain de sable a pénétré dans la dupli- « cature de la conjonctive et excite une vive

« douleur au globe de l'œil : aussitôt la circu-
« lation locale est accélérée; une plus grande
« quantité de sang afflue dans la conjonctive
« et dans la glande lacrymale, qui y puisent les
« matériaux d'une abondante sécrétion de
« larmes et de mucus, jusqu'à ce qu'enfin le
« corps étranger soit entraîné au dehors par les
« flots de ces humeurs.

« S'agit-il d'un corps étranger qui ne peut
« être éliminé parce qu'il est trop lourd, trop
« volumineux, trop adhérent, ou situé trop
« profondément dans les viscères? Un tissu ac-
« cidentel se formera autour de lui, véritable
« barrière qui l'isole complètement des parties
« environnantes, et le met ainsi dans l'impos-
« sibilité de nuire. Citons, pour exemples de ces
« cas, les balles de métal qui ont séjourné dans
« diverses parties du corps pendant longues
« années, sans causer ni douleur ni troubles de
« fonctions; le kyste qui enveloppe le fœtus
« dans les grossesses extrautérines; le procédé
« par lequel la nature guérit l'apoplexie par l'hé-
« morrhagie cérébrale.

« Voyez ce qui arrive lorsque le cours des
« matières fécales est intercepté par l'étrangle-
« ment d'une hernie. Avec quelle énergie la
« nature ne réagit-elle pas contre la puissance

« physique qui l'opprime ! Tous les organes « réunissent leurs efforts, et semblent se liguer « pour concourir , chacun à leur manière , à « repousser l'ennemi commun ; la partie supé- « rieure du canal intestinal, distendue par les « matières fécales accumulées, et menacée d'une « rupture, se contracte fortement sur ces ma- « tières , et parvient, avec le secours du dia- « phragme et des muscles abdominaux, à les « expulser par la bouche; tout le reste de l'ap- « pareil digestif participe à cette agitation con- « vulsive qui tend à dégager et à ramener dans « le ventre la portion d'intestins incarcérée ; le « cœur lui-même redouble ses contractions « pour accélérer la circulation du sang, et faire « parvenir dans les organes opprimés une plus « grande quantité de cette humeur vivifiante.

« Parlerai-je des fièvres , et surtout des « fièvres éruptives , où l'on suit en quelque « sorte pas à pas le principe morbifique, de- « puis le moment de son introduction dans le « corps vivant jusqu'à son élimination par la « peau ? Quel désordre dans toutes les fonctions « est excité par la présence de ce principe mor- « bifique : accélération de la circulation et de « la respiration ; mouvemens désordonnés, par- « tiels ou généraux, des organes de la locomo-

« tion; accablement, somnolence, délire, vo-
« missemens, déjections involontaires, etc.,
« tous ces désordres s'apaisent comme par
« enchantement, et tout rentre dans l'ordre na-
« turel aussitôt que l'éruption s'est développée
« irrégulièrement à la peau. Et dans ces fièvres
« continues, graves, qui affectent essentielle-
« ment les centres nerveux, et qu'on a nom-
« mées malignes, ataxiques et adynamiques, ne
« voyons-nous pas des phénomènes critiques
« qui présentent la plus grande analogie avec
« ceux des fièvres éruptives?

« Ces exemples prouvent à qui sait réfléchir
« une vérité importante qui a frappé les plus
« grands médecins de tous les temps, et qui est
« parfaitement d'accord avec les plus saines no-
« tions de la physiologie : c'est que le corps
« vivant réagit contre toutes les causes de
« trouble ou de destruction; que cette réaction
« ou cette résistance active ne se borne pas à
« l'élimination de la cause matérielle du trou-
« ble, mais qu'elle pourvoit encore à la répa-
« ration des désordres; et que cette suite d'ef-
« forts de la nature constitue véritablement les
« maladies.

« L'organisme réagit contre les causes acci-
« dentelles de destruction, en vertu des mêmes

« lois qui président à l'entretien de la vie, laquelle n'est qu'une lutte continuelle de la « force vitale contre des forces opposées, d'où « il suit rigoureusement que la force vitale de« vient, au besoin, force médicatrice; que les « maladies sont des fonctions accidentelles, et « que les phénomènes pathologiques ne sont « qu'une conséquence et une extension des « phénomènes physiologiques. »

Ce discours, sur lequel nous avons longtemps médité, a beaucoup contribué à nous fortifier dans les principes que nous avions puisés à une source bien pure, à la clinique de M. le professeur Gaspard Roux, notre premier maître à Strasbourg, où il est encore aujourd'hui médecin en chef à l'hôpital militaire. Avec quelle bonté toute paternelle il se plaisait à exercer notre tact et notre jeune intelligence, à nous guider dans les voies de la pathologie qu'il connaît si bien, à nous inspirer à la fois un noble enthousiasme pour notre belle science, et un respect profond pour les grands maîtres; combien il est habile dans tout cela, comme il sait bien aussi faire aimer la médecine et les devoirs qu'elle impose!... Partout où vous serez, monsieur et très honoré professeur, mon souvenir vous accompagnera toujours comme une ombre dévouée, et, loin de vous aujourd'hui, ma plus douce consolation est de vous donner un témoignage public de ma vive reconnaissance et de mon respectueux attachement.

Disons-le, comme on nous l'a appris, la nature a placé dans ses ouvrages les moyens d'y ramener l'ordre, et de même que, pendant la santé, des mouvemens combinés s'enchaînent pour la soutenir et la renouveler en quelque sorte à chaque minute; de même, par la puissance de l'organisation, par cette force qui commence et qui s'éteint avec la vie, les causes morbifiques excitent dans l'organisme une série de mouvemens dont le but incontestable est de ramener l'équilibre, et qui, en effet, quand ils ne sont ni trop faibles, ni trop violens, ni détournés de leur but par des perturbations sans nombre, ni traversés par des mouvemens imprudens, finissent toujours par rétablir la santé en rétablissant l'harmonie qui la constitue.

Ces mouvemens forment par leur ensemble les maladies à proprement parler, les réactions en d'autres termes, de même que d'autres phénomènes constituent à part l'affection proprement dite. Voilà pourquoi je voudrais qu'on distinguât par des expressions inviolables ces deux groupes de phénomènes bien différens, et c'est dans ce but que j'ai donné le nom affection au groupe formé par les phénomènes passifs, autrement dit, aux phénomènes provoqués directement par l'agent morbifique, et que j'ai réservé le nom de maladie aux phénomènes de réaction, aux phénomènes actifs et conservateurs à ceux enfin qui se déclarent en présence du mal et quand le mal est là.

Pour bien distinguer en médecine l'action de la réaction, pour séparer par la pensée l'affection qui nous mine de la maladie qui la combat, il faut des sens exquis, un esprit droit et très cultivé, un jugement sain, et surtout beaucoup de patience.

Avec ces qualités réunies, on parvient presque toujours à distinguer la nature médicatrice de la nature qui court à sa perte; mais est-ce bien la nature qui court à sa perte? Non. La nature peut être compromise, dominée, vaincue même, mais on ne succombe jamais tant qu'elle existe; au contraire, on succombe, parce qu'elle n'existe plus; de même, ce n'est jamais la mémoire qui laisse l'orateur dans l'embarras, mais c'est le défaut de mémoire; cependant, pour apprécier d'une part la puissance de la cause morbifique et de l'autre, l'état de la résistance vitale, il faut qu'il y ait quelque proportion entre les deux forces. Ceci m'engage à revenir un peu sur l'action des causes morbifiques : considérées sous le rapport de leur énergie, les unes sont tellement violentes qu'elles abattent à l'instant même la vie et ses moyens ; par conséquent point de réaction, ou du moins les efforts sont tellement étouffés, qu'on les distingue à peine, ou qu'on ne les voit pas du tout : car ici la nature est muette, je dirais volontiers au physique comme au moral ; (voilà sans doute pourquoi, soit dit en passant, les mythologistes ont représenté la fille de Tantale, changée en rocher ; c'est qu'ils ont voulu nous peindre toute la douleur que Niobé éprouva en voyant mourir douze de ses enfans ; c'est qu'ils ont voulu nous prouver par cette allégorie touchante que la nature est muette dans les derniers excès de la douleur) ; d'autres causes morbifiques sont si faibles au contraire, que la vie les brise et les dissout dans un instant. Ce n'est donc qu'au terme d'une résistance à peu près égale que le combat s'engage et se poursuit dans quelque proportion. C'est dans ce cas seulement que la maladie se déclare et qu'on peut admirer toute sa puissance célébrée jadis dans des temples consacrés à ce sujet.

Ce qui déroute bien souvent les médecins, je ne parle ici que de ceux qui ont fait d'imparfaites études, de ceux qui se sont livrés trop tôt à la pratique, qui n'est réellement qu'une routine, qu'*une vraie routine*, quand elle n'est pas suffisamment éclairée par une théorie large et complète, c'est que la nature emploie souvent, pour guérir l'être qu'elle a formé, tels moyens qui, dans d'autres circonstances, suffisent pour constituer une affection qu'elles caractérisent par le fait : ainsi, par exemple, les hémorrhagies, la diarrhée, les vomissemens, la fièvre même, se trouvent parfois inscrits sur nos colonnes au cadre des affections, tandis que nous les voyons, dans d'autres circonstances, figurer en première ligne au nombre des moyens les plus puissans de guérison ; c'est qu'il n'y a dans la nature rien de nuisible par soi-même, comme disait Testa; c'est que le bien et le mal vivent souvent en commun, le tout est de savoir les distinguer au lit du malade : c'est quelquefois assez difficile, j'en conviens; mais c'est là qu'est la médecine, et la science qui l'anime, et l'art qui la dirige.

Si tous ceux qui ont l'intention de se livrer à l'étude de la médecine s'interrogeaient sérieusement avant de prendre ses couleurs, s'ils interrogaient surtout les hommes qui honorent notre profession, les deux tiers, j'en suis sûr, renonceraient à ce qu'ils appellent leur vocation; car ils sauraient bientôt que la médecine exige de la part de ceux qui l'embrassent des qualités si nobles et si différentes de celles que la société réclame de la plupart de ses autres membres; que la médecine demande encore des sacrifices particuliers si nombreux, qu'il est bien difficile, en vérité, pour ne pas dire impossible, qu'*un grand nombre* de sujets réunissent dignement toutes ces qualités indispensables; et qu'alors c'est déjà une volonté coupable que de se jeter inhabile dans une profession qui a pour objet de s'exercer sur la vie des hommes.

Je vais retracer en deux mots les qualités indispensables à ceux qui veulent se livrer à l'art de guérir; parmi ces qualités, les unes regardent le cœur, les autres l'esprit; je mets les qnalités du cœur en première ligne, d'abord parce qu'elles sont toujours le fruit de la première éducation, sans laquelle il n'y a d'avenir pour personne, attendu qu'ici-bas rien ne la rachète, ni le talent, ni l'instruction variée, ni la fortune qui nous rend presque toujours plus ridicule encore; ensuite, parce que le premier sentiment qu'exige un malade, c'est un grand intérêt pour son état, et que cet intérêt ne prend vraiment sa source que dans la sensibilité qui se rattache aux qualités du cœur. Pour soulager ses peines, a dit une femme d'esprit, il suffit bien souvent de trouver à qui s'en plaindre; cette réflexion est toujours vraie; mais, en médecine, elle est de la plus grande justesse.

Parmi les qualités de l'esprit, il faut, entre autres, beaucoup de jugement, de mémoire, de patience et de prudence; il faut une grande indépendance d'esprit; il faut encore savoir inspirer la confiance; enfin, on n'a plus rien à désirer quand on réunit le tact médical à toutes ces qualités. Quant aux études que la médecine exige, elles sont nombreuses autant que variées; aussi elles doivent, pour ainsi dire, commencer et finir avec la vie intellectuelle.

La mémoire est une première condition. En effet, si les Grecs ont donné le nom de Mnémosyne à la mère des muses, c'est qu'observateurs attentifs de l'homme, ils s'étaient aperçus que son jugement et son esprit étaient en grande partie le produit de sa mémoire; oui, la mémoire est le ventre de l'esprit pour me servir de l'expression de saint Augustin ; car c'est à la chaleur des souvenirs qu'elle retrace qu'on doit presque toujours ses plus heureuses idées.

Il faut du jugement; cette proposition est tellement évidente qu'il ne faut réellement que l'énoncer. Nous en dirons autant de la patience ; quant à la prudence, c'est en médecine surtout qu'il en faut : car il y a dans cette science plus d'exceptions que de règles ; il faut de l'indépendance d'esprit, beaucoup ; surtout dans les temps comme le nôtre, où on remet en question les plus grandes vérités. Quant au besoin de gagner la confiance, laissons parler Zimmermann. «Il est essentiel, dit-il, de gagner l'affection d'un malade par toutes les voies de l'honneur et de la probité, de mériter sa confiance par une conduite noble et désintéressée, mais surtout en paraissant soi-même plein de confiance et bien instruit de son mal.»

Il me reste à parler du tact ; je me contenterai de mettre sous vos yeux la définition de deux hommes bien remarquables ; on peut, à mon avis, regarder leurs peintures comme des modèles d'exposition. Le tact, dit Zimmermann, est ce qui fait la différence de deux médecins qui auraient eu la même éducation, auraient fait les mêmes études, auraient vu les mêmes cas, les mêmes circonstances et dont l'un cependant l'emporte sur l'autre. — Le tact, dit M. le professeur Gaspard Roux, est une sorte d'instinct moral inné, ou plutôt de génie particulier, que ne peut procurer ni l'étude, ni la réflexion, ni une longue expérience que rien ne peut suppléer, et qui n'est malheureusement pas transmissible.

Maintenant, il me reste à lier entre elles, pour en former un ensemble dogmatique, toutes les idées que j'ai émises relativement à la médecine dans cette esquisse rapide, je ne reculerai pas devant les difficultés et je vais formuler sous forme de propositions les idées que je me suis faites, forcé, par les divisions mêmes qui règnent entre les membres des écoles, de renoncer à la médecine, ou de me faire à moi et pour moi une théorie, une sorte de doctrine, en opposant et en combinant jusqu'aux opinions les plus décidément contradictoires par leurs principes et même par leur esprit.

PROPOSITIONS.

> Que les hommes conviennent de la signification des mots, ils apercevront bientôt les mêmes vérités, et ils adopteront tous les mêmes opinions.
>
> *Hume.*

La médecine est la science de l'homme étudié au physique et au moral, dans l'état de santé et dans l'état de maladie.

La médecine est une science, car elle repose sur un ensemble de faits établis sur l'observation, éprouvés par l'expérience et consacrés par le raisonnement; elle est une science, car tous les faits qui la représentent sont liés, enchaînés et coordonnés, non-seulement entre eux, mais encore avec un fait qui les domine tous et auquel ils se rapportent comme à une cause première avec le grand fait de la vie, formulé par Hippocrate sous le nom de force vitale, et matérialisé aujourd'hui sous le nom de force nerveuse (fluide nerveux). En effet, la force vitale est à la médecine ce que l'attraction est à l'astronomie, ce que l'électricité est à la physique générale, ce que l'affinité est à la chimie, ce que la vertu est à la morale, ce que la foi est à la religion; et on peut le dire avec *Sydenham*, « la science de la médecine surpasse une capa-« cité ordinaire; il faut plus de génie pour en « saisir l'ensemble, que pour tout ce que la « philosophie peut enseigner, car les opérations « de la nature sur l'observation desquelles la « vraie pratique est fondée, exigent, pour être « discernées avec la justesse requise, plus de « génie et de pénétration que celle d'aucun « autre art fondé sur l'hypothèse la plus pro-« bable. »

La médecine est un art, car elle nous guide dans la pratique en nous donnant des règles pour faire sûrement quelque chose.

On confond en général, sous le nom de maladie, deux ordres de phénomènes bien différens, quoique provoqués par les mêmes causes et entretenus par les mêmes forces; les uns, que l'on désigne ordinairement sous le nom de symptômes locaux, sont des phénomènes purement passifs qu'on doit rapporter à la faculté de sentir comme à leur source première et directe; ils donnent à l'observateur la mesure de l'action produite sur l'économie par telle ou telle cause morbifique : ce sont eux, en un mot, qu'on doit combattre; les autres, au contraire, qu'on doit en général respecter, ou seulement contenir, tiennent essentiellement à la faculté de réagir; on les désigne communément sous le nom de symptômes généraux. Ce sont des phénomènes de réaction préparés de proche en proche, et organisés en vertu même des lois de la vie qui veulent formellement que, chez les êtres organisés, la résistance s'accroisse toujours en raison de la puissance, toutes les fois du moins qu'il existe quelque proportion entre les forces ennemies et les forces vitales. C'est à cet ensemble de causes et d'effets de phénomènes et de rapports, que nous donnons le nom d'état morbide. Du reste, voilà comment les choses s'enchaînent : la cause morbifique produit directement l'affection; l'affection, une fois produite, soulève à son tour tout l'organisme et fait éclater la maladie.

Il est souvent assez difficile de distinguer la

maladie de l'affection ; néanmoins un bon observateur, un penseur surtout, finissent presque toujours par triompher des difficultés les plus grandes en apparence. Je suis parvenu en dix-huit mois à analyser la plupart des états morbides de manière à établir assez facilement aujourd'hui la part de l'une et de l'autre, et je ne doute pas que quelqu'un, plus exercé que moi et plus capable surtout, ne fût parvenu infiniment plus vite au même résultat avec un peu de bonne volonté et moins de peine.

ANALYSE DE L'ÉTAT MORBIDE DÉSIGNÉ SOUS LE NOM DE CROUP.

Le croup est produit par une cause morbifique, dont le premier effet est d'altérer, en l'épaississant, l'humeur qui lubrifie le tube laryngo-trachéal, et qui est destinée à lui conserver la souplesse et les conditions propres à favoriser l'introduction et la sortie de l'air atmosphérique dans les poumons; tel est du moins ce que nous enseigne l'anatomie pathologique.

En effet, quand on examine l'état des voies aériennes chez les sujets qui ont succombé au croup, on trouve ordinairement, depuis le larynx jusque dans les bronches, et même jusque dans les plus petites ramifications de ces tuyaux, une matière d'une consistance plus ou moins épaisse qui les bouche et qui gêne l'introduction de l'air dans les vésicules pulmonaires.

Au début de l'état morbide, la consistance de cette matière est fluide, visqueuse et filante; elle devient ensuite plus épaisse et finit parfois par acquérir toute la solidité des matières membraneuses, comme il est facile de s'en convaincre en examinant les matières rejetées par le vomissement et les efforts de la toux.

Toutefois la coagulation de la lymphe n'est point une dégénérescence propre à l'état morbide désigné sous le nom de croup; seulement en raison du lieu où elle se forme, elle en fait le danger essentiel et l'on peut dire unique, soit qu'avec le plus grand nombre des médecins on regarde la fausse membrane comme étant la cause directe de la mort qu'elle détermine par strangulation, soit qu'elle occasione par sa présence le spasme du larynx de la trachée-artère et de tous les organes de la respiration, spasme auquel M. Guersent, dont l'opinion en médecine est justement révérée, attribue dans cette circonstance la véritable cause de la mort qui a lieu dès lors par une sorte d'asphyxie, attendu que ce spasme entrave et paralyse la fonction de l'hématose, indispensable à la vie.

SYMPTÔMES DONT L'ENSEMBLE CONSTITUE L'AFFECTION DÉSIGNÉE SOUS LE NOM DE CROUP.

L'invasion du croup est insidieuse, elle a lieu du moins le plus ordinairement sans signes précurseurs bien évidens; toutefois M. Guersent pense que le vrai croup est toujours précédé par une petite toux catarrhale qui dure au moins vingt-quatre heures, mais qui est si légère, qu'en général on n'y fait pas attention.

Le croup est caractérisé par une suite d'accès dont les paroxysmes ont une espèce de périodicité, quand l'affection fait lentement ses progrès.

Le premier accès consiste dans une toux violente avec gêne plus ou moins grande dans la respiration, et sans autre crachats qu'une salive claire. L'accès passé (je suppose qu'il ait eu lieu le soir), l'enfant se rendort, et quand il se réveille, il prend de la nourriture avec plaisir, il marche et il joue comme à l'ordinaire.

Deuxième accès. La toux revient; elle est plus violente, elle dure plus long-temps et la respiration augmente jusqu'au point de faire craindre la suffocation. Alors l'expectoration se fait avec peine, et la matière après avoir passé par tous les degrés de consistance, finit par être rejetée sous la forme de fausses membranes tubulées. Mais pour plus de clarté (mon sujet en mérite la peine), je vais diviser les temps du croup en trois périodes : toutefois qu'on ne s'attende pas à retrouver ces temps toujours bien marqués au lit du malade, car il n'y a pas d'affection peut-être qui offre plus de variétés et d'anomalies que le croup.

Première période. Elle dure depuis quelques heures jusqu'à un ou deux jours.

Symptômes : catarrhe laryngien avec ou sans coryza, avec ou sans fièvre, toux sèche, aucune trace de tuméfaction ni d'inflammation au larynx.

Deuxième période. Caractérisée par des accès ou pour mieux dire par des quintes composées de secousses rapprochées et caractérisées par une toux sèche, une voix sonore et particulière, que l'on a comparée à la voix d'un chien qui aboie, à celle d'un jeune coq ou au bruit que fait entendre une poule qui glousse.

Chaque secousse de la toux est accompagnée et suivie d'un petit sifflement remarquable dans l'inspiration; de plus, il y a essoufflement avec apparence de strangulation; la douleur se fait sentir au larynx, à la trachée-artère, à la partie antérieure du sternum. Le malade éprouve des mouvemens convulsifs. On remarque aussi la pâleur, quelquefois la bouffissure du visage, souvent aussi les lèvres sont violettes.

Pendant l'intervalle des quintes la voix est faible et enrouée, quelquefois même l'aphonie est complète; en s'approchant du malade et en écoutant attentivement, on entend un frémissement laryngo-trachéal ou sifflement continu, semblable au bruit que produirait l'air en passant dans un tube étroit et métallique. C'est ordinairement dans cette période que le malade guérit.

La troisième période est caractérisée par l'accroissement de tous les symptômes : l'aphonie devient complète, la toux est rare, nulle, ou moins sonore, l'assoupissement et la suffocation augmentent; alors le malade s'agite avec effort, il jette sa tête en arrière et porte la main à la partie antérieure de son cou, comme pour arracher quelque chose qui l'étouffe ; tous les muscles qui servent à l'inspiration sont dans des contractions convulsives, enfin, la tête et le corps se couvrent d'une sueur froide, et il est rare alors que la mort ne termine pas cette agonie.

Tels sont les symptômes qui caractérisent le croup ; mais on commettrait, comme je l'ai déjà dit, bien des erreurs dans la pratique, si on s'attendait à les voir suivre toujours une marche uniforme et régulière.

MOYENS QUE LA NATURE EMPLOIE POUR LA GUÉRISON DU CROUP ; EN D'AUTRES TERMES, EXPOSITION DES PHÉNOMÈNES DONT L'ENSEMBLE CONSTITUE, DANS L'ÉTAT MORBIDE APPELÉ CROUP, LA RÉACTION VITALE, AUTREMENT DIT LA MALADIE.

Selon M. Guersent, la guérison du croup a lieu quelquefois par la résection de la fausse membrane; d'après Sammering, elle s'opère aussi par l'adhérence de la fausse membrane à la muqueuse; quoi qu'il en soit, les moyens que la nature déploie pour opérer la guérison consistent presque toujours (indépendamment de ceux que nous ne pouvons pas saisir) dans des efforts de toux et d'expectoration, et surtout dans des vomissemens tellement salutaires que les bons observateurs ont tous été conduits à conclure que le traitement du croup, considéré dans sa nature, roulait spécialement sur l'emploi des vomitifs sagement administrés.

En effet, les purgatifs, les saignées et les vésicatoires ne sont réellement que des accessoires exigés par des circonstances particulières; mais la première indication, la seule culminante, quand la maladie est simple, c'est réellement d'enlever le corps étranger qui s'apprête à fermer le conduit aérien; or, comme le corps étranger n'est, par le fait, que la fausse membrane, il faut s'empresser de la faire rejeter et de rendre à la matière qui la forme incessamment sa fluidité naturelle; donnés tous les jours, et autant de fois que les quintes de toux se renouvellent, les vomitifs ne tardent pas à amener un bon résultat, en arrêtant promptement les progrès du mal.

Je sais qu'il y a des médecins qui croient tellement à la nécessité absolue de tirer du sang dans cette affection, qu'ils ont, pour ainsi dire, toujours des sangsues à leur suite; nous ne saurions partager leur avis, non pas que nous pensions qu'il ne faille jamais saigner dans le croup, mais, parce que nous sommes persuadés que, lorsque le croup exige la saignée, ce qui arrive parfois quand il est joint à un état inflammatoire, c'est seulement l'inflammation qui la demande et non pas le croup qui, par le fait, n'est pas une affection inflammatoire.

Du reste, si les efforts que fait d'elle-même la nature pour se soulager sont de quelque autorité, nous répèterons ce que nous avons déjà dit: nous voyons, dans la toux, dans l'expectoration et dans les vomissemens qui surviennent pendant le croup, des efforts par lesquels la nature tend à se débarrasser de la matière qui produit le mal, tandis que personne jusqu'ici ne s'est avisé de dire qu'il existât, chez les malades atteints du croup, des hémorragies qui indiquassent la nécessité de saigner.

En résumé, le croup est un état morbide; il est composé par conséquent d'une affection et d'une maladie: 1° d'une affection, dont les symptômes sont provoqués par la formation d'une fausse membrane dans les voies aériennes, fausse membrane formée elle-même par l'action d'une cause morbifique sur la lymphe qui arrose les voies aériennes; 2° d'une maladie ou réaction, organisée par les forces de la vie, et dont les moyens sont l'expectoration, la toux et le vomissement.

DE LA SYPHILIS.

Quelle est la cause de la syphilis? quels sont ses symptômes? Comment et par quels procédés la nature en opère-t-elle la guérison?

La syphilis est produite par une cause spécifique s'il en fut jamais, par un virus enfin; mais ce virus porte-t-il isolément ou simultanément son action sur le genre nerveux, sur les vaisseaux sanguins ou sur la lymphe, sur les solides ou sur les liquides, en un mot? Voilà la grande question: pour notre compte, nous rejetons entièrement le solidisme et l'humorisme exclusifs, et des motifs que nous ne pouvons entièrement développer ici nous engagent à croire que le virus syphilitique attaque particulièrement le genre nerveux qui, une fois modifié, altère par contre-coup le sang et toutes les humeurs qui en émanent ; car on sait parfaitement, et c'est ici le cas de le rappeler, que plusieurs auteurs, entre autres MM. Schulze et Mayer, ont fait des expériences qui prouvent d'une manière assez positive que le fluide nerveux a une action directe et spéciale sur le sang qu'il anime, et qui, une fois privé de son influence, se coagule, se sépare et se décompose.

L'affection syphilitique se manifeste par des symptômes infiniment variés; pourtant il n'y a, par le fait, qu'un symptôme vraiment pathognomonique ; c'est le chancre gris, à bords rouges plus ou moins élevés et coupés à pic ou perpendiculairement, car les autres symptômes, tels que la gonorrhée et les bubons, peuvent être occasionés par des causes différentes, et souvent bien innocentes ; et les excroissances, les végétations, les pustules, la carie, les exostoses, appartiennent plus particulièrement à l'affection syphilitique invétérée.

MOYENS DE GUÉRISON EMPLOYÉS PAR LA NATURE.

Indépendamment d'une véritable crise dont nous parlerons tout à l'heure, et qui est vraiment l'ouvrage de la nature favorisée par l'art, nous regardons les écoulemens vénériens et les bubons, comme de véritables flux et dépôts de matière morbifique, poussés au dehors par la nature qui tend à s'en débarrasser, mais dont les efforts sont impuissans, parce que le principe morbifique qui cause l'affection syphilitique est un virus, et que, à ce titre, il jouit du fâcheux privilége de multiplier au centuple ses terribles effets (pourvu qu'un atome de lui-même soit repris par l'absorption, et versé incessamment dans le torrent de la circulation), du moins, jusqu'à ce qu'il soit neutralisé par un spécifique.

La guérison de la syphilis, telle qu'on l'obtient par l'emploi du mercure sagement administré, remède spécifique et éprouvé, le seul efficace, le seul héroïque dans cette affection, du moins dans la majorité des cas; quoi que puissent dire certains médecins qui ont plus traité de syphilis qui n'en étaient pas que d'affections confirmées; la guérison, dis-je, a lieu par une véritable coction des humeurs viciées, qui commence vers le quatorzième ou le quinzième jour du traitement mercuriel; la crise qui en est la suite se manifeste à la fois, et par des selles devenues jaunes et épaisses, de brunes et très fluides qu'elles étaient, et par une salivation blanche, mousseuse et très douce qui remplace la salivation épaisse et de mauvaise odeur qui existait auparavant; mais il faut de grands soins pour obtenir ce résultat; il faut surtout empêcher le malade de faire des imprudences et de déranger la nature qui n'opère jamais qu'en silence.

Des praticiens consommés m'ont appris à reconnaître cette coction remarquable qui se montre constamment dans un temps fixe, et qui est suivie de plusieurs phénomènes qui annoncent une véritable crise; je citerai particulièrement les forces qui augmentent à mesure que les évacuations ont lieu, bien que le malade soit à un régime sévère, et ensuite la promptitude avec laquelle le malade reprend l'embonpoint qu'il avait perdu pendant le cours du traitement.

Mon père, docteur en médecine à Rouen, où il a exercé pendant plus de vingt ans, m'a dit avoir obtenu très souvent cette crise, dans sa pratique, mais surtout pendant son séjour en Italie, où il s'est occupé particulièrement de l'affection syphilitique.

DE LA FIÈVRE INTERMITTENTE.

Il n'y a pas d'état morbide dans lequel l'affection et la maladie soient mieux tranchées que dans la fièvre intermittente ; pourtant, je ne crois pas que quelqu'un jusqu'ici ait jamais songé à présenter ces deux états sous leur véritable jour.

Dans un accès de fièvre intermittente, simple, franche, légitime, telle enfin que Selle, Frank et d'autres auteurs l'ont observée dans un temps où on voyait de bonne foi, je distingue trois choses : une affection, une maladie et une crise.

L'affection est représentée par l'ensemble des symptômes qu'on remarque dans le stade de froid, car ici tout dénote le trouble de la sensibilité modifiée à son désavantage, par conséquent, affectée passivement; la maladie ou réaction est aussi bien exprimée par les phénomènes du second stade, stade de la lutte, temps de combat; et les phénomènes du troisième stade réunissent, ce me semble, toutes les conditions d'une véritable crise.

Premier stade, stade de froid, tempus exhorrescentiæ (Sydenh.), *pour nous temps de la cause morbifique.*

Après avoir éprouvé un sentiment de malaise ou de compression plus ou moins long, le malade se sent peu à peu refroidir jusqu'à l'horripilation; bientôt il se plaint de douleurs atroces, et il fait entendre parfois des cris épouvantables; sa peau devient pâle et livide, elle ressemble à de la chair de poule; de plus, on remarque sur le nez, aux pommettes, et surtout à l'extrémité des doigts, des taches bleuâtres et marbrées; la tête du malade est ordinairement penchée sur sa poitrine, ses yeux sont hagards, son nez effilé, ses mâchoires serrées ou convulsivement agitées; le ventre est rentré, les muscles sont fléchis; tout annonce que la vie est sous l'empire de la compression; le pouls est petit et irrégulier; les urines sont ordinairement limpides, mais rares; enfin, le malade fait entendre par momens une petite toux particulière; sa voix est faible et méconnaissable.

Deuxième stade, temps du combat, temps de la nature et de la vie, par conséquent, temps de réaction et de chaleur.

Le froid cesse, la chaleur s'établit et prend ordinairement le dessus, le pouls se développe et augmente de fréquence, la respiration est grande et facile, la peau revient à son état naturel, la face reprend sa couleur et s'anime, les urines recommencent à couler, une douce moiteur recouvre tous les corps; tout enfin annonce le prochain triomphe de la force vitale.

Troisième stade, temps de la crise.

A la moiteur succède une sueur générale quand l'affection est idiopathique ou essentielle, une sueur plus abondante dans certaines régions que dans d'autres, quand l'affection est symptomatique. Si la crise est complète, les urines coulent abondamment : elles sont, en général, foncées en couleur, et laissent déposer par le refroidissement un sédiment briqueté, que quelques médecins regardent comme pathognomonique. Enfin un soulagement notable succède à cette diaphorèse, et, à la faiblesse près, le malade semble rendu à la santé; aussi, bien souvent, il reprend de lui-même ses habitudes ordinaires.

J'ai été amené à cette idée d'analyser l'état morbide et d'établir franchement la part de l'affection et celle de la maladie autrement qu'on ne l'avait fait jusque alors, par mes méditations sur l'esprit des ouvrages des médecins expectateurs, tant anciens que modernes; cependant je dois le dire, tous, à la vérité et sans exception, depuis Hippocrate jusqu'à nos jours, font mention de cet axiome : *natura morborum medicatrix*, et tous, sans contredit, ont été admirables dans la conversion des faits généraux en principes; mais tous, ce me semble, ont trop dédaigné les détails et ne se sont point assez donné la peine de traduire convenablement leurs conceptions et de les exposer avec toute la clarté de rigueur : voilà peut-être pourquoi on a trop souvent rejeté leurs principes comme de pures hypothèses ou comme des abstractions métaphysiques, bien qu'ils révélassent par le fait les plus grandes vérités.

Je crois que la méthode que je propose pourra conduire en pathologie à des résultats heureux; mais il faut pour cela qu'elle soit revue et perfectionnée par des hommes de mérite et surtout par des praticiens consommés et érudits.

Avant de passer outre, disons que l'opportunité aux maladies, pour me servir de l'expression de Brown, est une première condition en pathologie, car sans cette opportunité il n'y a pas d'état morbide possible, attendu que l'opportunité de l'économie pour la cause morbifique est absolument à l'organisation ce que l'affinité est à la matière inorganisée pour les combinaisons : une loi, une volonté, une première condition.

DE LA FIÈVRE.

Les anciens ont donné le nom de fièvre, de *februare*, purifier, aux réactions générales de l'organisme, et ils les regardaient, en général, comme des mouvemens salutaires; depuis, j'en conviens, la fièvre a beaucoup perdu de son ancienne réputation; mais son pouvoir (dans certains cas) n'est pas moins le même : il s'agit seulement de vouloir bien s'entendre.

Quelle que soit la force qui lie entre eux nos organes, qu'ils sympathisent par irritation, ou autrement, il n'est pas moins évident pour tout le monde que la souffrance d'un seul organe, pourvu qu'elle soit un peu forte, suffit pour mettre tous les autres en émoi, conséquemment à cet axiome, *consensus unus, conspiratio una, consentitia omnia.* Eh bien, cette insurrection de l'ensemble, pour nous, c'est la fièvre, quelle que soit d'ailleurs la cause qui l'ait provoquée, et c'est à cause de cela que, d'accord avec les pyrétologistes, nous regardons la fièvre comme un soulèvement de tout l'organisme, *morbus totius substantiæ* (Stool), et, notez-le bien, c'est précisément parce que la fièvre est une maladie de l'ensemble, qu'elle étouffe souvent le cri de l'organe primitivement lésé et que, par contre-coup, dans une pyrexie, quelle qu'elle soit, on trouve à volonté une bronchète, une angine, une gastrite ou une gastro-entérite, selon que l'on fixe particulièrement son attention sur l'état de tel ou tel organe, car tous ou presque tous sont lésés pendant la fièvre, avec cette particularité bien naturelle, que les organes les plus faibles et les plus exposés à l'action des excitans sont toujours ceux qui souffrent davantage pendant la fièvre, et ceux aussi dont les symptômes se révèlent avec le plus d'intensité.

Néanmoins, je sais que la fièvre, par le feu qu'elle allume, par les mouvemens qu'elle excite, par les efforts qu'elle exige des organes, même les plus frêles, finit souvent par amener des résultats plus terribles peut-être que la cause même qui l'a fait naître; oui, mais tel est le sort des meilleures choses : l'excès en tout est un défaut.

Quand on consulte les auteurs qui se sont le plus occupés de la fièvre, on remarque toujours avec surprise que la plupart se sont jetés à l'envi dans les extrêmes, et que ceux qui leur ont succédé sont, en général, tombé dans l'extrême opposé; ainsi, par exemple, Lieutaud, dont les ouvrages sont si bien pensés, a fait, dans son Traité de médecine pratique, une trop forte part à la réaction qu'il désigne sous le nom de fièvre, tandis que M. Broussais, en poursuivant l'œuvre de Fernel, de Screta, de Chirac, de Bordeu, de Pinel, de Prost, autrement dit, en localisant les fièvres, en faisant ressortir par conséquent les formes d'une partie de l'état morbide, a, pour ainsi dire, étouffé la part de la réaction sous le poids effrayant des symptômes locaux.

Pourtant, voyez ce que c'est : le rôle de la nature est si bien marqué que, dans tous les ouvrages, il occupe, par le fait, le premier rang, bien que les auteurs, la plupart du temps, n'aient pas songé à le montrer sous son véritable jour, ou, pour mieux dire, sous tout son jour.

Ainsi, quand, en parlant des fièvres, Lieu-

taud dit formellement : « Les fièvres se rappro-
« chent quelquefois par des nuances si imper-
« ceptibles, qu'il est difficile de les distinguer ;
« lorsqu'on considère même le peu de distance
« qu'il y a de l'une à l'autre, on serait tenté de
« croire qu'elles ne diffèrent pas essentiellement
« et que ce ne sont que les différens degrés
« d'une maladie qui se présente sous plusieurs
« aspects ; » *et surtout quand il ajoute :* « On
« trouve un exemple bien frappant des va-
« riétés dont la fièvre est susceptible dans les
« épidémies qui paraissent dans le même temps
« et dans le même lieu sous différentes formes,
« quoiqu'on sache très bien qu'elles ne reconnais-
« sent qu'une seule et même cause, mais que le
« tempérament et une infinité d'autres circon-
« stances particulières au malade peuvent mo-
« difier de différentes manières ; » *n'est-ce pas comme s'il disait :* Il n'y a de constant, dans tout cela, que des efforts, et ces efforts sont ceux de la nature, car ils prennent leur source dans le tempérament de l'individu réagissant.

Je le demande, qu'a fait Pinel en rapportant les fièvres essentielles aux différens états, inflammatoire, bilieux, muqueux? Il a, on n'en saurait douter, formulé les modes de réactions particulières aux différens tempéramens; et

M. Chomel, dont tout le monde sait apprécier la vigueur de pensée, a fait absolument la même chose dans son bel ouvrage sur les fièvres typhoïdes, et tous les hommes vraiment éclairés et non prévenus seront toujours forcés d'en faire autant.

Et d'ailleurs, croyez-vous que, lorsque des médecins comme MM. Double, Andral et Rostan prennent un ou plusieurs jours pour se prononcer sur la nature d'un état morbide; croyez-vous, dis-je, qu'il faille à de pareils praticiens bien du temps pour distinguer tel symptôme de tel autre? non sans doute, mais il leur en faut pour faire la part de l'affection et celle de la maladie; il leur en faut pour convertir les symptômes en signes et pour reconnaître la puissance respective de la cause morbifique, de la nature et de l'art; il n'appartient donc qu'aux médecins superficiels ou systématiques d'escamoter les difficultés du diagnostic; oui, et je dirai plus : c'est que les hommes de bonne foi savent parfaitement que le jugement en médecine est difficile, et ils se comportent toujours en conséquence.

Les maladies sont tellement modifiées par les goûts, les occupations, la manière de vivre, les diverses habitudes, les antipathies même particulières à chaque individu, qu'il n'y a que dans l'état de santé qu'on puisse, en quelque sorte, jeter comme médecin ses premières ancres. Voilà pourquoi les hommes les plus éclairés en médecine, voire même les plus matériellement instruits en anatomie pathologique, se trouvent souvent infiniment plus embarrassés auprès d'un malade, qu'un parent ou un ami qui connaît le tempérament de ce malade; voilà pourquoi on ne saurait trop engager les gens du monde à faire choix d'un médecin, lors même qu'ils sont en parfaite santé.

J'insiste d'autant plus sur cette précaution que la plupart des états morbides commencent par des indispositions faciles à arrêter dès le principe, tandis qu'une fois déclarés, ils ont en quelque sorte une vie à parcourir, dont il n'est pas toujours accordé au médecin d'arrêter le cours.

NATURE DES AFFECTIONS.

La nature d'une affection est tout entière dans la nature de la cause qui la produit, car cette cause explique tous les phénomènes qui constituent l'affection et qui la caractérisent par le fait; voilà pourquoi tous les observateurs ont proclamé à l'envi qu'il était infiniment plus utile en pathologie de connaître la cause de l'affection produite que le siége de cette même affection. Ainsi, comme l'a dit M. Petiot, de Montpellier : « Un organe peut être malade et « la cause essentielle qui le rend tel se trouver « ailleurs; cette cause peut être générale. Ainsi, « par exemple, que les articulations soient le « siége des symptômes de l'affection scrofuleuse, « ou que ce soit d'autres parties du corps, le « traitement ne sera pas dirigé d'après la notion « du lieu où se manifeste l'affection, mais bien

« d'après le caractère spécial qui la distingue « de toute autre ; qu'importe au praticien de sa- « voir qu'une inflammation occupe la plèvre et « non pas le poumon, l'estomac et non pas le « foie? Rien, absolument rien; ce qui lui im- « porte, c'est de pouvoir apprécier par l'étude « des causes et des symptômes la nature de « cette affection, c'est-à-dire de déterminer si « elle est franchement inflammatoire, nerveuse, « bilieuse, catarrhale. »

Une affection, quelle quelle soit, ne consiste pas essentiellement dans les phénomènes qui décèlent sa présence, car ces phénomènes ne sont bien souvent eux-mêmes que des effets immédiats et réfléchis d'un trouble particulier, exercé et entretenu dans l'économie par la présence de la cause morbifique qui est le vrai mal. Mais dans l'impuissance où nous sommes de pénétrer jusqu'à la connaissance de ce trouble moléculaire, qui tient à la sensibilité modifiée, nous sommes forcés bien souvent de nous en tenir à ce que nous voyons et de nous en prendre à des résultats qui ne sont point aussi fâcheux qu'on pourrait le croire d'abord, puisque, renfermés dans certaines bornes, ils tendent parfois à débarrasser l'économie du mal qui la tourmente.

Mais, hâtons-nous de le dire, il nous manque une foule de données nécessaires pour arriver sûrement à la connaissance de la manière dont nos organes se développent et s'entretiennent, et par conséquent à la connaissance de la manière dont les affections se forment et se développent, car ces divers modes de formation sont exactement les mêmes. Néanmoins, c'est beaucoup de savoir que tel ou tel agent produit d'abord sur l'économie tel ou tel effet, et puis ensuite tel ou tel autre contre lequel l'économie réagit encore. Dans l'état actuel de nos connaissances, c'est même presque tout, et on ne saurait assez se livrer à ce genre d'études, attendu que l'homme connaîtra vraiment les causes de ses maux et les remèdes qu'il faut leur opposer, dès qu'il connaîtra les propriétés des corps qui l'environnent et ses propriétés à lui.

NATURE DES MALADIES.

Unicuique morbo non fictitia, sed certa et propria natura est.

Baglivi.

Pour nous, qui donnons purement et simplement le nom de maladie (bien que, pour nous conformer à l'usage, nous ayons, dans le cours de ce mémoire, souvent employé le mot maladie dans le sens généralement adopté) à la réaction vitale, à l'effort que l'économie fait pour se débarrasser d'une cause morbifique; ou pour réparer le mal que cette cause a produit, pour nous, je le répète, la nature d'une maladie est tout entière dans la nature de l'individu qui réagit, autrement dit, dans la nature de la constitution, du tempérament, et des idiosyncrasies même de l'individu réagissant.

L'irritation, c'est-à-dire la modification de la sensibilité, le départ de l'état normal, en plus, en moins, ou en irrégularité, car le mot irritation veut dire tout cela, et seulement cela, du moins d'après son sens étymologique (*in* privatif, *ritus*, habituel); l'irritation, dis-je, est le premier effet produit par la cause morbifique; mais, considérée dans son essence, l'irritation varie à l'infini, attendu que la nature de l'irritation, quand cette nature est essentielle, tient toujours à la nature du corps irritant qui l'a produite. En effet, on sait parfaitement qu'il y a autant de différence entre l'irritation produite par un virus, par une substance vénéneuse ou par un agent toxique, et l'irritation produite par un simple frottement, par une piqûre ou par une brûlure, qu'il y en a entre les choses qui se ressemblent le moins. Notez bien qu'en prenant ici le mot irritation dans le sens d'état morbide, nous nous sommes conformé au langage consacré par les physiologistes modernes, mais que pour notre compte nous regardons l'irritation, non comme une affection, mais comme un état anormal seulement, comme un départ de la santé, comme une tendance à l'affection dont elle est souvent le premier degré ou le commencement, et rien de plus.

La cause morbifique a pour second effet d'amener une série de phénomènes dont l'ensemble constitue l'affection proprement dite et succède à l'irritation.

Enfin le troisième effet de la cause morbifique, favorisée sous ce rapport par l'affection qu'elle a produite, est de faire éclater la maladie, la réaction en un mot à laquelle on doit rapporter encore, comme à leur véritable source, le cortége nombreux des phénomènes critiques. Or, puisque chaque individu a sa santé et son genre de vie, et que la maladie n'est, comme on l'a dit souvent, qu'une exagération de la santé, c'est donc dans l'homme vivant qu'il faut étudier l'homme et dans la santé qu'il faut étudier les maladies? Oui; mais pour se faire aujourd'hui une juste idée des maladies, il faut encore et en *quelque sorte* oublier pour un instant tout ce qu'on a dit sur elles depuis bien des années et retravailler, d'après l'observation, sur de nouveaux frais, en faisant rentrer toutefois dans ce genre de travail tout ce qu'on a dit de bon pendant les temps d'orages qui ont dérangé la médecine; car on ne peut douter que notre science n'ait gagné beaucoup, du moins sous quelques faces, dans les luttes nombreuses et différentes qu'elle a eu à soutenir.

Ce grand œuvre de régénération est commencé depuis quelques années et nous n'hésitons pas à en rapporter le premier honneur à M. Cayol; mais on doit beaucoup aussi aux rédacteurs de la *Revue médicale*, et à ceux de la *Gazette médicale* de Paris, à la tête desquels on doit placer M. J. Guérin, dont le mérite est si justement apprécié. Son exemple et ses préceptes ont certainement stimulé bien des capacités. Parcourez les différentes thèses soutenues à Paris seulement depuis sept ou huit ans, et vous verrez que les meilleures se distinguent par un retour marqué vers la saine doctrine médicale : je pourrais en citer un bon nombre; mais je me contenterai de nommer celle de M. le docteur Prosper Meynier. Cette thèse, sur l'expectation, soutenue le 13 août 1828, renferme certainement plus de substance que des milliers d'ouvrages publiés depuis son apparition : aussi je me plais à rendre un hommage public à un ami dont le mérite n'a jamais été contesté, et qui est aujourd'hui un des médecins les plus distingués de la Franche-Comté.

Pour faire vraiment connaissance avec les maladies, il faut donc reconsulter de plus belle les pyrétologistes anciens? Oui, on trouvera dans leurs peintures, d'après nature, l'image fidèle des évolutions de réaction; et on aura sans contredit nommé les faits par leur nom, quand on aura donné le nom de maladie inflammatoire à la réaction d'un individu doué d'un tempérament sanguin, le nom de maladie nerveuse à la réaction d'un individu essentiellement nerveux, et ainsi de suite; car, comme dit M. Cayol dans son ouvrage, et comme il le prouve surtout au lit des malades, la nature d'une maladie pour le médecin praticien, c'est la diathèse, c'est le mode de réaction, c'est cette disposition particulière de l'organisme à laquelle répond tel ou tel agent modificateur.

On me dispensera, j'espère, d'entrer dans de plus grands détails; d'ailleurs, je crois exprimer suffisamment ici toute ma pensée en disant qu'il y a autant de fièvres, autrement dit, de réactions, qu'il y a de tempéramens simples et mélangés, et de variétés dans les différens tempéramens.

Relativement aux constitutions atmosphériques, on doit les considérer comme des causes spéciales d'affections, attendu que les constitutions médicales qui en découlent incessamment sont spéciales aussi, et qu'il est inutile, comme l'a dit Newton, de chercher des causes différentes, quand les effets sont identiques.

THÉRAPEUTIQUE.

> Quand je suis sorti de l'Université, je connaissais vingt remèdes au moins pour chaque maladie; maintenant que j'ai vécu, il y a plus de vingt maladies pour lesquelles je ne connais pas un remède.
>
> *Grégory.*

La thérapeuthique est la partie de la médecine qui a pour objet le traitement en général; son pouvoir est immense, car elle étend son empire sur les causes morbifiques, sur les affections et sur les maladies; néanmoins elle a depuis long-temps perdu beaucoup de son ancienne réputation et l'influence perfide des systèmes l'a naguère encore rudement ébranlée, tant il est vrai, soit dit en passant, que la pratique tient de fort près à la théorie dont elle n'est par le fait qu'une conséquence. Aussi il est grand temps, et c'est le vœu de tous les médecins, qu'une main puissante, en reconsolidant l'antique édifice de la thérapeutique, redonne la vie à la plus intéressante des sciences et rende encore par là au genre humain la tranquillité que les faux systèmes lui ont brusquement ravie.

Une grande question se présente : une longue expérience est-elle indispensable au médecin pour exercer son art avec succès? Oui, sans doute; mais il est bon toutefois de s'entendre sur la valeur et sur l'acception relative de ce mot expérience : car, tout en reconnaissant que le temps a réellement ses secrets, il ne faut pas non plus prendre pour de l'expérience la manie et l'habitude qu'ont certaines gens de faire tous les jours la même chose, ni même l'action d'expérimenter, autrement dit, d'interroger la nature en la soumettant aux épreuves; de pareilles méprises seraient à peine pardonnables à des gens très superficiels et étrangers à la médecine. Quoi qu'il en soit, l'expérience en médecine est moins utile certainement que l'érudition. En effet, considérée dans son ensemble, l'érudition est en quelque sorte le livre où sont inscrites les observations de tous les siècles; par conséquent elle est de première nécessité et bien au-dessus de l'expérience particulière; c'est pourquoi rien n'est plus curieux, ni plus digne de faire rire de pitié que d'entendre des gens qui exercent un art qu'ils n'ont jamais appris à connaître, ou au moins bien superficiellement, répéter sans cesse à qui veut les écouter : J'ai fait telle chose aujourd'hui ou depuis un mois; cela m'est démontré, j'ai mes preuves et mes faits; mon expérience m'appartient...... Pour nous, nous n'avons confiance en général qu'à l'expérience des siècles, ou des hommes-siècles, sous ce rapport : car, bien qu'ils soient très rares, il en existe pourtant : ce sont ceux qui, avec une érudition profonde, le tact et le génie de la science, possèdent encore l'esprit de bon observateur; du reste, si l'opinion d'un grand maître peut être de quelque autorité dans la question qui nous occupe, nous recommandons aux incrédules le passage suivant de Zimmermann.

« Un médecin, dit-il, qui voudrait apprendre « par sa propre expérience ce que l'étude de « la science peut lui faire connaître en peu « d'années, devrait donc aussi soutenir les tra- « vaux de tous les siècles précédens; il lui fau- « drait d'ailleurs avec le génie le plus grand une

« vie de plusieurs siècles ; mais il n'est pas donné
« à tout le monde de vivre les années d'un Nes-
« tor, et encore moins d'être l'inventeur de
« tous les arts nécessaires pour en bien con-
« naître un seul ; car toutes les sciences sont
« sœurs et doivent se prêter mutuellement la
« main pour paraître avec quelque éclat. D'ail-
« leurs les sciences sont encore plutôt filles du
« temps que du génie : car on sait com-
« bien il faut de temps pour recueillir toutes
« les observations nécessaires à la perfection des
« arts. La vie est courte, disait Hippocrate, l'art
« est immense ; il est donc impossible de tout
« expérimenter soi-même : c'est à l'histoire à
« recueillir les observations d'une longue suite
« de siècles, et c'est en la lisant que l'homme
« savant devient l'homme de tous les temps.
« Mille médecins, disait Rhazès, ont travaillé
« depuis mille ans à la perfection de la méde-
« cine ; c'est en lisant leurs ouvrages avec atten-
« tion qu'on s'instruira, pendant une très courte
« vie, de plus de choses qu'en courant de ma-
« lade en malade, même pendant l'espace de
« mille ans. »

Le propre de la thérapeutique est de modifier les lois de la vie, et de favoriser les mouvemens de la nature qui seule peut guérir : car il est parfaitement reconnu que beaucoup d'affections se guérissent d'elles-mêmes, sans le secours de l'art et par les seuls bénéfices de la nature, tandis que l'art sans la nature est toujours impuissant : or, traiter une affection, c'est donc éloigner les obstacles, c'est donc faire naître toutes les circonstances qui peuvent avoir une influence favorable sur la marche et sur la durée de l'état morbide.

La thérapeutique favorise les efforts de la nature 1° par l'application des préceptes de l'hygiène; 2° par l'emploi des moyens chirurgicaux; 3° par l'administration raisonnée des remèdes offerts par la pharmacie. Ce sont ces ressources qu'on nomme les moyens de la thérapeutique. Ces moyens agissent ou sur la cause du mal directement, ou sur les effets que cette cause a produits, ou sur les réactions provoquées ou entretenues par ces deux mobiles, souvent enfin, sur cet ensemble à la fois.

L'emploi des moyens thérapeutiques constitue le traitement : on le divise en traitement préservatif ou prophylactique et en traitement curatif, subdivisé lui-même en palliatif et en radical.

Le traitement varie encore 1° par rapport à

l'affection, suivant la cause de l'affection, puisque c'est vraiment cette cause qui constitue la nature de l'affection, et suivant le siége, la marche, la durée, les périodes et les complications de cette affection; 2° par rapport à la maladie ou réaction, suivant l'âge, le sexe, le tempérament, les habitudes et les idiosyncrasies du sujet; 3° par rapport à l'état de l'atmosphère et des lieux, suivant la température, les saisons et l'exposition du pays où l'on pratique. Enfin le traitement doit encore être modifié suivant le but qu'on se propose en l'employant et suivant le résultat que l'on obtient.

On parvient à ces buts différens par des méthodes différentes aussi et que l'on divise en méthodes expectante, agissante et perturbatrice.

La méthode expectante laisse agir la nature et la contient au besoin, en éloignant ce qui pourrait neutraliser ses efforts, mais elle devient alors agissante.

La méthode agissante est employée quand on a besoin de combattre de concert avec la nature, soit la cause morbifique elle-même, soit les effets qu'elle a produits.

La méthode perturbatrice s'emploie quand

on veut rompre tout à coup l'enchaînement de certains symptômes qui annoncent une terminaison funeste.

Relativement aux médications, elles sont locales quand elles agissent directement sur le siége même du mal, elles sont générales quand elles ne modifient l'organe malade qu'en imprimant une secousse dont tout l'organisme ressent plus ou moins les effets.

Envisagées sous le rapport des effets qu'elles produisent, on divise les médications en médications calmante, fortifiante, débilitante et dérivative.

La médication calmante a pour objet de régulariser les mouvemens; elle porte particulièrement son action sur le genre nerveux qu'elle modifie de différentes manières selon les spécifiques et les moyens qu'on emploie.

La médication fortifiante se compose 1° de toniques dont l'action est permanente et excite peu les fonctions, surtout celles de l'innervation et de la circulation; 2° de stimulans dont l'action plus prompte, mais peu durable, excite particulièrement les fonctions de l'innervation et de la circulation; 3° de diffusibles enfin, dont les effets sont plus prompts encore, mais instantanés.

La médication débilitante consiste dans le repos, l'abstinence, les évacuations sanguines, les boissons délayantes, les bains tièdes, les lavemens, etc.; continuée trop long-temps, cette médication favorise la chronicité.

Enfin, on emploie la méthode dérivative quand on veut suspendre ou ralentir la marche d'une affection sérieuse, en produisant sur un autre point une affection moins grave, mais plus aiguë et dont on est toujours maître. La nature procède souvent d'elle-même de cette manière.

Relativement au médecin, je dirai qu'il ne doit jamais oublier que le premier sentiment qu'exigent les malades, c'est un sentiment d'intérêt pour leur état; je dirai plus, c'est que le médecin ne doit jamais perdre de vue qu'il est dans la nature de l'homme d'aimer à être plaint et consolé; tel est même l'empire de ce besoin qu'on voit tous les jours celui qui manque d'un consolateur ou d'un ami se subdiviser en quelque sorte, en pleurant sur son état; c'est ce qui a fait dire à Mme de Staël: Ce qui peut soulager la douleur et la rendre supportable, c'est de prendre à soi cette sorte d'intérêt qui fait de nous deux êtres séparés dont l'un a pitié de l'autre.

Mais avant de passer outre, qu'il me soit permis de retracer ici quelques sentences d'une justesse extrême que j'emprunte à nos grands maîtres; je voudrais qu'elles fussent connues de tous les gens du monde: peut-être ne seraient-ils plus aussi exigeans envers leurs médecins qu'ils tracassent impitoyablement et vainement dans l'espoir de leur arracher autant de remèdes qu'il y a de milliers d'affections ici-bas, ou dans leurs têtes.

Optima medicina interdum est medicinam non facere.

(*Hipp.*)

Incipientibus morbis si quid movendum videtur move, vigentibus autem quiescere melius est.

(*Hipp.*)

Scire licet inter ea quæ ars adhibet naturam plurimum posse.

Medicamentis uti nisi in vehementiis malis supervacuum est.

Medicamentum non semper ægris prodest, nocet sæpe sanis.

(*Aur. Corn. Cels.*)

Multi magni morbi curantur abstinentia et quiete.

(*Aur. Corn. Cels.*)

Medicus naturæ minister et interpres quidquid meditetur et faciat, si naturæ non obtemperat, naturæ non imperat.

(*Baglivi.*)

La première chose à faire en arrivant auprès d'un malade, c'est de rechercher quel est l'organe qui souffre, et si plusieurs souffrent à la fois, quel a été le premier affecté; la seconde, c'est de s'assurer de la nature de l'affection existante, et le meilleur moyen d'y arriver, c'est de chercher à connaître la cause de cette affection et la nature de cette cause; car, *incognitâ causâ, nulla spes erit ultra*; la troisième enfin, c'est de se rappeler, avant d'agir, de quelle manière telle affection, livrée à elle-même chez un individu de tel ou tel tempérament, se comporterait et se terminerait, eu égard aussi au climat, à la saison et à la constitution atmosphérique. *Perinde est periti medici quandoque nihil agere, atque alio tempore efficacissima adhibere remedia.* (Sydenham.)

Il faut savoir qu'il y a une infinité d'affections locales qui s'usent et qui se terminent d'elles-mêmes au bout d'un certain temps sans déterminer de réactions générales, tandis qu'il en est d'autres qui excitent toujours ces réactions, qui, une fois déclarées, exigent de la part du médecin la surveillance et les soins les plus actifs et les mieux entendus, attendu qu'il est prouvé que si ces réactions parviennent dans quelques circonstances à ramener la santé, il arrive plus souvent encore que, par leur excès même, elles sont des complications de plus surajoutées à l'affection préexistante qui les a déterminées; enfin, il faut savoir encore qu'il y a des gens qui réagissent peu, mal, ou point du tout.

Quand la nécessité d'agir est bien et dûment démontrée, on a recours aux moyens thérapeutiques; mais il faut toujours avoir présentes à la mémoire ces paroles pleines de sens d'un des professeurs les plus distingués de la Faculté, de M. Rostan : « Ce n'est point la connaissance « des moyens thérapeutiques qui fait le mé- « decin; s'il en était ainsi, les herboristes et les « apothicaires seraient les meilleurs médecins; « c'est la connaissance de l'opportunité, c'est « la connaissance de l'indication; c'est cette

« connaissance seule qui distingue le véritable « médecin de tous les médicastres guérisseurs et « polypharmaques qui infestent la société. Rien « n'est plus faux que de dire : Tel moyen convient « dans telle maladie, et par conséquent rien « n'est plus dangereux. On ne peut pas même « dire que la saignée convient dans la pneu- « monie : 1° parce qu'il est des pneumonies qui « guérissent sans la saignée ; 2° parce qu'il en « est dont la saignée causerait même la termi- « naison par la mort ; 3° parce que dans celle « où la saignée convient, il est encore une foule « de circonstances qu'on ne saurait exposer à « chaque maladie et qui exigent que la saignée « soit plus ou moins copieuse, plus ou moins « répétée, etc. »

Enfin, voici la marche générale à suivre à peu près dans toutes les circonstances : il faut, 1° s'assurer de l'état général du malade, car c'est en tempérant, en augmentant ou en régularisant l'action de cet état, qu'on parvient à seconder la nature qui tend toujours à une terminaison favorable ; il faut, 2° combattre la cause morbifique, et immédiatement les effets produits par cette cause, autrement dit, l'affection à proprement parler ; il faut enfin prévenir les complications, soutenir les forces, favoriser les crises et surveiller la convalescence pour éviter les rechutes.

P. S. J'ai relu mon mémoire, il se ressent beaucoup de la précipitation qui a présidé à sa rédaction, et il aurait besoin, j'en conviens, d'être revu bien des fois; néanmoins je le livre, parce que j'espère qu'on me pardonnera mon impatience en considération des motifs que j'ai énoncés dans mon avertissement.

TABLE.

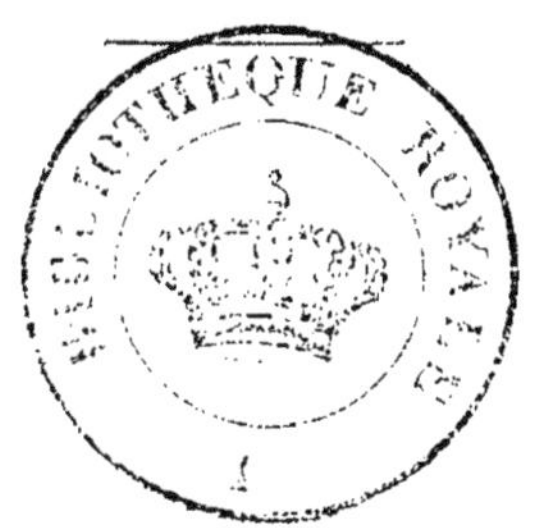
BIBLIOTHEQUE ROYALE

www.ingramcontent.com/pod-product-compliance
Ingram Content Group UK Ltd.
Pitfield, Milton Keynes, MK11 3LW, UK
UKHW020330230726
13925UKWH00002B/721